职业技术教育与培训系列教材

养老护理员

培训教程

主　编　刘光辉

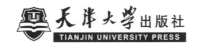

天津大学出版社

TIANJIN UNIVERSITY PRESS

图书在版编目（CIP）数据

养老护理员培训教程／刘光辉主编. －－天津：天
津大学出版社，2021.4

职业技术教育与培训系列教材

ISBN 978－7－5618－6917－8

Ⅰ.①养… Ⅱ.①刘… Ⅲ.①老年人—护理学—职业
教育—教材 Ⅳ.①R473

中国版本图书馆 CIP 数据核字（2021）第 082467 号

出版发行 天津大学出版社

地　　址 天津市卫津路 92 号天津大学内（邮编：300072）

电　　话 发行部：022－27403647

网　　址 www.tjupress.com.cn

印　　刷 北京盛通商印快线网络科技有限公司

经　　销 全国各地新华书店

开　　本 184mm×260mm

印　　张 8.5

字　　数 218 千

版　　次 2021 年 4 月第 1 版

印　　次 2021 年 4 月第 1 次

定　　价 27.00 元

亚洲开发银行贷款甘肃白银城市综合发展项目
职业教育与培训子项目短期培训课程课本教材

丛书委员会

主　　任	王东成
副 主 任	崔　政　　张志栋
	王　瑊　　张鹏程
委　　员	李进刚　雒润平　魏继昌　卜鹏旭
	孙　强　王一平　刘明民　贾康炜
指导专家	高尚涛

本书编审人员

主　　编	刘光辉
副 主 编	张岩勇　朱成东　张帆忠

前　言

党的十八大以来，中央将精准扶贫、精准脱贫作为扶贫开发的基本方略，扶贫工作的总体目标是"到2020年确保我国现行标准下农村贫困人口实现脱贫，贫困县全部摘帽，解决区域性整体贫困"。新阶段的中国扶贫工作更加注重精准度，即将扶贫资源与贫困户的需求准确对接，将贫困家庭和贫困人口作为主要扶持对象，而不是仅仅停留在扶持贫困县和贫困村的层面上。为了更深入地贯彻"精准扶贫"的理念和要求，需要大力推动就业创业教育，转变农村劳动力的思想意识，激发农村劳动力脱贫的内生动力，这是扶贫治贫的根本。开展就业创业培训，提升农村劳力的知识技能和综合素养，满足持续发展的经济形势和不断升级的产业岗位的需求，是扶贫脱贫的主要途径。

近年来，国家大力提倡在职业教育领域实现《现代职业教育体系建设规划（2014—2020年）》（以下简称《规划》），《规划》要求"大力发展现代农业职业教育。以培养新型职业农民为重点，建立公益性农民培养培训制度。推进农民继续教育工程，创新农学结合模式。"2011年，甘肃省启动兰州—白银经济圈，试图通过整合城市和工业基地推动其经济转型。2018年，靖远县刘川工业园区正式被国家批准为省级重点工业园区，为推进工业强县战略奠定了基础。为了确保白银市作为资源枯竭型城市转型成功，白银市政府实施了亚洲开发银行（以下简称"亚行"）贷款城市综合发展二期项目。在项目实施中，亚行和白银市政府高度重视职业教育与培训工作，并将其作为亚行二期项目的特色，以期依靠职业技能培训为刘川工业园区入住企业和周边新兴行业培养留得住、用得上的技能型人才，为促进地方经济顺利转型提供技术和人才保证。本次系列教材的组织规划正是响应了国家关于职业教育发展的号召，以出版行业为载体，构建完整的就业培训课程体系。

本教材是按照中华人民共和国人力资源和社会保障部制定的《国家基本职业培训包（指南包 课程包）：养老护理员（试行）》初级职业技能培训要求与课程规范标准编写的，相应的课程是针对初级养老护理员的培训设置的，它是其他专业课的总结提升同时又与其他专业课相辅相成。通过本课程老年人的生活照料、基础护理和和康复护理三大任务的学习，学员将具备一定的职业道德素质，掌握老年人饮食护理、排泄照料、睡眠照料、清洁照料、用药照料、冷热应用护理、遗体照料、康乐活动和活动保护等知识和技能。通过培训，培训对象能掌握初级中式烹调师的基础知识和必备的操作技能。培训完毕，培训对象能够独立上岗，完成简单的常规技术操作工作。教学应以专业理论教学为基础，注意职业技能训练，使培训对象掌握必要的专业知识与操作技能，注意够用适度原则。

本书中的学习任务一由刘光辉编写，学习任务二由张岩勇编写，学习任务三由朱成东和张帆忠编写，全书由刘光辉统稿和定稿。

本书在编写过程中得到靖远县职业中等专业学校和陕西琢石教育科技有限责任公司等单位和企业的领导、专家的大力支持和帮助，在此表示衷心的感谢。

限于编者水平，书中不足之处欢迎培训单位和培训学员在使用过程中提出宝贵意见，以臻完善。

编　者

2020 年 10 月

目　录

老年人的生活照料

01

老年人因为年龄的增长，身体机能会出现退行性改变，生活自理能力逐渐下降，生活看护和照料成为老年人的重要需求。养老护理员（以下简称"护理员"）应根据老年人的生活自理程度，在日常生活起居方面给予相应的帮助，使老年人得到较好的照顾，从而提高老年人生活质量。本章介绍了老年人饮食、排泄、睡眠、身体清洁等相关知识和技能，提升护理员为老年人服务的实际能力。

 项目一　老年人的饮食照料

 | 任务描述 |

食物是人类生存的必备条件，是营养的来源。食物中的营养素包括糖、脂肪、蛋白质、维生素、水和无机盐等。营养素经过机体的消化、吸收才能被利用，保证和促进机体健康。老年人身体器官机能减退，抵抗力下降，咀嚼消化能力降低，吸收利用食物中的营养物质的能力下降，影响健康。护理员在饮食照料上除保证食物的色香味符合老年人的喜好外，同时还应注意在老年人进食时协助其保持良好的进食体位，方便其进食，注意观察老年人进食后的状态，避免意外的发生。总之，要给予老年人全面周到的饮食照料。

 | 接受任务 |

饮食护理记录

姓名：		性别：		年龄：		房间：		床号：	
饮食种类：普食　软食　半流质　流质						进餐次数：3　4　5　6　7　8			
日期	早餐（　）	加餐（　）	午餐（　）	加餐（　）	晚餐（　）	加餐（　）	加餐（　）		
主任签字：					责任人签字：				

任务实施

步骤一　为老年人摆放进食体位

一、工作准备

（1）环境准备。环境整洁，温湿度适宜，无异味。

（2）护理员准备。服装整洁，洗净双手。

（3）老年人准备。询问老年人进食前是否需要大小便，根据需要协助排便，协助老年人洗净双手。

（4）物品准备。根据需要准备轮椅或床上支具（靠垫、枕头、床具支架等）。

二、沟通

向老年人说明进食时间和本次进餐食物，询问有无特殊要求。

三、摆放体位

护理员根据老年人自理程度及病情协助其采取适宜的进食体位。

1. 轮椅坐位（适用于下肢功能障碍或行走无力的老年人）

轮椅与床成30度角，固定轮子，抬起脚踏板。护理员叮嘱老年人双手环抱护理员脖颈，护理员双手环抱老年人的腰部或腋下，协助老年人坐起，使老年人双腿垂于床下，双脚踏稳地面。护理员再用自己的膝部抵住老年人的膝部，挺身带动老年人站立并旋转其身体，使老年人坐在轮椅中间，后背贴紧椅背，护理员将轮椅上的安全带系在老年人腰间。轮椅坐位如图 1-1 所示。

2. 床上坐位（适用于下肢功能障碍或行走无力的老年人）

护理员按上述环抱方法协助老年人在床上坐起，将靠垫或软枕垫于老年人后背及膝下，保证坐位稳定舒适。床上放置餐桌。床上坐位如图 1-2 所示。

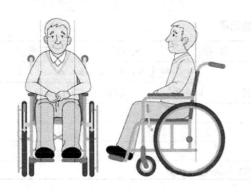

图1-1　轮椅坐位

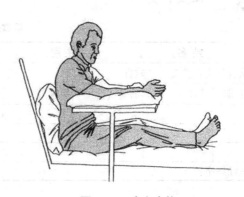

图1-2　床上坐位

3. 半卧位（适用于完全不能自理的老年人）

使用可摇式床具时，护理员将床头摇起，抬高至与床具水平面成30度~45度角。使用普通床具时，可使用棉被或靠垫支撑老年人背部使其上身抬起。采用半卧位时，应在老年人身体两侧及膝下垫软枕以保证体位稳定。半卧位如图1-3所示。

4. 侧卧位（适用于完全不能自理的老年人）

使用可摇式床具时，护理员将床头摇起，抬高至与床具水平面成30度角。护理员双手分别扶住老年人的肩部和髋部，使老年人面向护理员侧卧，肩背部垫软枕或楔形垫。一般宜采用右侧卧位。侧卧位如图1-4所示。

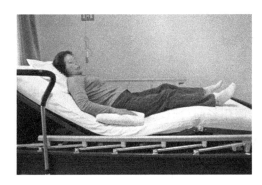

图1-3　半卧位

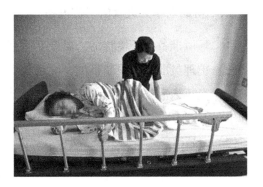

图1-4　侧卧位

四、准备进餐

在进餐前护理员为老年人穿戴好围裙或在其颌下及胸前垫好毛巾。

💡 | 注意事项 |

（1）护理员协助老年人摆放体位前应做好评估。
（2）摆放体位时动作轻稳，保障安全。
（3）辅助器具使用前，检查其是否处于安全完好的备用状态。

📖 知识链接

一、老年人进食体位概念

老年人进食体位是指根据老年人自理程度及病情所采取的适宜进餐的姿势。

二、老年人的进食、进水体位摆放的目的

食物的色香味通过刺激人的视觉、嗅觉、味觉引发食欲。为老年人摆放适宜的进食体位，其目的是利于进食，利于增进老年人的食欲和进食量，增加老年人营养的摄入，提高

机体抵抗力；同时可以避免不良体位引发呛咳、误吸、噎食、窒息等意外。

三、老年人进食、进水体位种类

老年人完全自理或上肢功能较好时，尽量采取坐位。当病情危重或完全卧床时，可采取半卧位，头偏向一侧的进食体位。一定要避免平卧位进食，以免食物反流进入呼吸道引起呛咳、误吸、噎食、窒息等意外。

步骤二　帮助老年人进食

一、协助老年人进食的工作准备

（1）环境准备。环境整洁，温湿度适宜，无异味。

（2）护理员准备。服装整洁，洗净双手。

（3）老年人准备。询问老年人进食前是否需要大小便，根据需要协助排便；协助老年人洗净双手；协助老年人戴上义齿；协助老年人服用餐前口服药。

（4）物品准备。餐具（碗、筷、汤匙），食物，围裙或毛巾，手帕或纸巾，小桌，清洁口腔用物。

二、沟通

向老年人说明进食时间和本次进餐食物，询问有无特殊要求。

三、摆放体位

护理员根据老年人自理程度及病情采取适宜的进食体位（如轮椅坐位、床上坐位、半坐位、侧卧位等，参见本节学习步骤一的相关内容）。为老年人戴上围裙或将毛巾垫在老年人颌下及胸前部位。

四、协助进餐

护理员将已准备好的食物盛入老年人的餐具中并摆放在餐桌上。

（1）鼓励能够自己进餐的老年人自行进餐。指导老年人上身坐直并稍向前倾，头稍向下垂，叮嘱老年人进餐时细嚼慢咽，不要边进食边讲话，以免发生呛咳。

（2）对于不能自行进餐的老年人，由护理员喂饭。护理员用手触及碗壁，感受食物温热程度；以汤匙喂食时，每喂食一口，食物量为不超过汤匙的 1/3 为宜，等看到老年人完全咽下后，再喂食下一口。

（3）对于视力障碍但能自己进食的老年人，护理员将盛装有温热食物的餐碗放入老年人手中（让老年人确认食物的位置），再将汤匙递到老年人手中，告知食物的种类，叮嘱老年人缓慢进食。如果进食带有骨头的食物，护理员要特别告知老年人要小心进食，进食鱼类食物护理员要先协助老年人剔除鱼刺。

五、整理

护理员协助老年人进餐后漱口，并用毛巾擦干口角水痕。叮嘱老年人进餐后不能立即平卧，保持进餐体位 30 分钟后再卧床休息。护理员清扫整理床单位，使用流动水清洁餐具并放回原处备用，必要时进行消毒。

💡 |注意事项|

（1）食物温度适宜。食物温度太高，则会发生烫伤；温度太低，则会引起胃部不适。
（2）老年人进餐后不宜立即平卧，以防止食物反流。
（3）对于咀嚼或吞咽困难的老年人，可将食物打碎成糊状，再协助进食。
（4）老年人进食中如发生呛咳、噎食等现象，护理员应立即急救处理并通知医护人员或家属。

知识链接

一、老年人饮食结构

食物和水是维持生命的物质基础，食物提供人体所需要的营养，为人体生长发育、组织修复和维持生理功能提供必须的营养素和热能。由于老年人消化器官功能减退，所以食物的消化、营养的吸收功能均减退，从食物中摄入的营养相应减少，因此，老年人膳食要注意多样化，粗细搭配，杂粮、豆类、鱼类、蛋类、奶类、海产品类、蔬菜和水果等均衡摄入，保持营养素比例适宜，形成适合老年人的科学合理的饮食结构。

1. 合理控制饮食总热能

首先，老年人的饮食营养要合理，荤素、粗细、干稀搭配符合营养学要求，老年人的全天热量供给约 2 500 千卡。蛋白质、脂肪、碳水化合物比例适当，三者的热能占比分别是 10%～15%、20%～25%、60%～70%。其次，老年人饮食热能供给量是否合适，可通过观察体重变化来衡量。一般可用下列公式粗略计算：

$$男性老人体重标准值(千克) = [身高(厘米) - 100] \times 0.945$$
$$女性老人体重标准值(千克) = [身高(厘米) - 105] \times 0.942$$

2. 饮食结构原则

1）减少单糖及双糖的食物，放宽对主食类食物的限制

单糖和双糖在肠道不需要消化酶，可被直接吸收入血液，使血糖迅速升高。而且过多摄入含单糖和双糖的食物，可使体内甘油三酯合成增多并使血脂升高。食物中最常见的双糖是蔗糖，广泛应用于点心、面包、饼干、水果罐头、软饮料、巧克力中，老年人应减少

此类食物的摄入。

2）限制脂肪摄入量

脂肪含量高的食物如猪油、牛油、奶油等，过多摄入可致高血脂、动脉粥样硬化，故应控制其摄入量。

3）食用优质蛋白质

瘦肉、牛奶、蛋、鱼等动物性食品以及各种大豆制品等都富含优质蛋白质，容易被人体消化吸收。

4）多食含纤维素的食物

食物中的纤维素虽然不能被消化吸收，但有促进肠道蠕动、利于粪便排出等功能。含高纤维素的食物包括：蔬菜中的白菜、油菜、菠菜、笋等；水果中的苹果、鸭梨、小枣等；谷物中的麦片、玉米、高粱等。

5）多食含矿物质食物

矿物质是人体必需的营养物质。铁在菠菜、瘦肉、蛋黄、动物肝脏中含量较高；铜、锌在动物肝脏和肾脏、鱼、虾、蛤蜊中含量较高；硒在小麦、玉米、大白菜、南瓜、大蒜和海产品中含量较高；碘在海带、紫菜、海鱼、海盐等中含量较高。

6）多食含维生素的食物

维生素是维持人体生命活动、保持人体健康的重要营养物质，主要包括 B 族维生素、维生素 A、维生素 C、维生素 D、维生素 E 及维生素 K 等。

B 族维生素在豆类、糙米、动物的肝脏、果仁、瘦肉、绿叶蔬菜、香蕉中含量较高。

维生素 C 在新鲜蔬菜和水果中含量高，如小白菜、油菜、芹菜、鲜枣、橙子、柠檬、草莓、猕猴桃、石榴等。

维生素 A 在虾皮、蛋黄、动物肝脏、蔬菜、水果及坚果中含量较高。

维生素 D 在富含脂肪的海鱼、动物肝脏、蛋黄、奶油和奶酪中含量较高。

维生素 E 在谷类、小麦胚芽油、棉籽油、绿叶蔬菜、蛋黄、坚果、肉及乳制品中含量较高。

富含维生素 K 的食物有酸奶酪、蛋黄、大豆油、鱼肝油以及海藻。

二、老年人进食的观察要点

1. 进食时间、频次和量

1）进食时间

根据老年人生活习惯，合理安排进餐时间。一般早餐时间为上午 6 - 7 时，午餐时间为中午 11 - 12 时，晚餐时间为下午 5 - 7 时。

2）进食频次

老年人除了应保证一日三餐正常摄食外，为了适应其肝糖原储备减少及消化吸收能力降低等特点，可适当在晨起、餐间或睡前补充一些糕点、牛奶、饮料等。

3）进食量

每天进食量应根据老年人上午、下午、晚上的活动量均衡地分配到一日三餐中。主食"宜粗不宜细"：老年人每日进食谷类 200 克左右，并适当地增加粗粮的比例。蛋白质宜"精"：每日由蛋白质供给的热量，应占总热量的 13%～15%。可按每千克体重 1～1.5 克供给。脂肪宜"少"：老年人应将由脂肪供给的热量控制在 20%～25%，每日用烹调油 20 克左右，而且以植物油为主。但是，脂肪也不能过少，否则会影响脂溶性维生素的吸收。维生素和无机盐应"充足"。老年人要多吃新鲜瓜果、绿叶蔬菜，每天不少于 300 克，这是维生素和无机盐的主要来源。适宜的进食量有利于维持正常的代谢活动，增强机体的免疫力，提高防病抗病能力。

2. 进食速度

老年人进食速度宜慢不宜快，有利于食物的消化和吸收，同时预防在进食过程中发生呛咳或噎食。

3. 进食温度

由于老年人唾液分泌减少，口腔黏膜抵抗力降低，因此不宜进食过热食物；老年人也不宜进食过冷食物，容易伤其脾胃，影响食物消化、吸收。食物应以温热不烫嘴为宜。

步骤三　协助老年人饮水

一、工作准备

（1）环境准备。环境整洁，温湿度适宜，无异味。
（2）护理员准备。服装整洁，洗净双手。
（3）老年人准备。协助老年人取坐位或半卧位，洗净双手。
（4）物品准备。茶杯或小水壶盛装 1/2～2/3 的温水（触及杯壁时温热不烫手），准备吸管、汤匙及小毛巾。

二、沟通

提醒老年人饮水并询问有无特殊要求。

三、协助饮水

（1）鼓励能够自己饮水的老年人手持水杯或借助吸管饮水，叮嘱老年人饮水时身体坐直或稍前倾，小口饮用，以免呛咳。出现呛咳，应稍事休息再饮用。
（2）护理员给不能自理的老年人喂水时可借助吸管；使用汤匙喂水时，盛水量为汤匙的 1/2～2/3 为宜，见老年人下咽后再喂下一口。吸管喂水如图 1-5 所示。

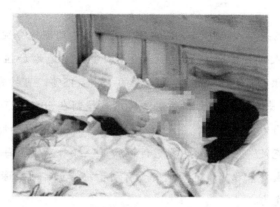

图1-5　吸管喂水

四、整理用物

将水杯或水壶放回原处。护理员用小毛巾擦干老年人口角水痕。整理床单位。叮嘱老年人保持饮水体位30分钟后再躺下休息。必要时，根据老年人病情需要，记录饮水次数和饮水量。

 | 注意事项 |

(1) 开水晾温后再递交到老年人手中或进行喂水，防止发生烫伤。
(2) 老年人饮水后不能立即平卧，防止因反流发生呛咳、误吸。
(3) 对于不能自理的老年人每日分次定时喂水。

步骤四　老年人进食、进水种类和量的观察与记录

一、工作准备

护理员服装整洁，携带记录单、笔。

二、沟通

询问了解老年人以往进食、饮水的习惯，种类及量，本次进食、饮水情况。对于听力、语言有障碍的老年人，护理员可采用提示性语言或通过写字与其交流。

三、观察进食、饮水情况

(1) 观察老年人进食、饮水体位，需要辅助程度。
(2) 观察老年人进食、饮水的种类，进食速度，进食量以及近期有无明显饮食量、饮食习惯改变等。
(3) 观察老年人进食、饮水过程中有无吞咽困难、噎食、误吸、呛咳、呕吐等现象。

四、记录

记录所观察内容，并标明日期、时间，签全名。每月总结，从中发现问题及时告知医护人员或家属。

💡|注意事项|

（1）预先了解老年人饮食习惯，便于对比和发现异常情况。
（2）记录应详细、准确，有利于准确判断老年人身体状况。

📖 **知识链接**

一、老年人的饮食种类

根据老年人身体状况以及咀嚼和消化能力，可将老年人的饮食分成四类。

1. 普通饮食

普通饮食适用于不需要特殊饮食的老年人。老年人可根据自己的喜好，选择可口、容易消化，且营养素平衡的食物。

2. 软质饮食

软质饮食适用于消化不良、饮食不便、低热、疾病恢复期的老年人。食物要以软烂为主，如软米饭、面条。菜肉应切碎煮烂，容易咀嚼消化。

3. 半流质饮食

半流质饮食适用于咀嚼能力较差和吞咽困难的老年人。食物呈半流质状态，如米粥、面汤、蛋羹等。也可将普通食物切细剁碎用粉碎机进行加工后食用。此类饮食刺激性小，纤维素含量少且营养丰富。

4. 流质饮食

流质饮食适用于进食困难或采用鼻饲管喂食的老年人。食物呈流质状态，如奶类、豆浆、米汤、果汁、菜汁等。此种饮食因所含热量及营养素不足，故不能长期食用。

二、对老年人有益的饮品

1. 白开水

白开水对中老年人来说，不仅能稀释血液、降低血液黏稠度、促进血液循环，还能降低血栓风险，预防心脑血管疾病。

2. 豆浆

豆浆营养丰富，适当饮用可预防糖尿病（豆浆含有大量纤维素，能有效阻止糖的过量吸收）、高血压（豆浆中所含的豆固醇和钾、镁，是有力的抗钠盐物质。钠是促使高血压发生和复发的主要根源）。

3. 酸奶

酸奶容易被人体消化和吸收，具有促进胃酸分泌、补充益生菌、增强消化功能的作用。

4. 红葡萄酒

红葡萄酒含有糖、醇类、有机酸、无机盐、维生素等营养物质，对人体发育有不同的补益；有降低血脂、促进消化、养气活血、抗衰老、防病、预防老年性痴呆的作用。

5. 新鲜果汁

老年人少量饮用果汁可以助消化、润肠道，补充膳食中营养成分的不足。

6. 茶

茶具有延缓衰老、抑制心血管疾病、预防肿瘤、醒脑提神的作用。

三、老年人进食的观察

1. 饮食量的观察

了解老年人日常饮食量。当老年人的饮食量明显增多或减少时，要观察并询问老年人，查找原因。因疾病引起饮食量增多或减少的，经诊治遵医嘱用药治疗，因食物外观、口感、味道影响老年人食欲，导致进食量减少的，应积极改进餐饮制作工艺，保证营养的同时使之更符合老年人口味。

2. 进食速度的观察

老年人进食速度一般较慢。进食过快会影响老年人的消化，也容易在进食中发生呛咳或噎食。当老年人出现较明显的进食速度增快或减慢的情况时，应加强观察并告知医生或家属，及时就诊，检查有无精神或器质性病变。

3. 进食表现的观察

观察老年人进食过程中及进食后表现，例如有无吞咽困难、呛咳、噎食、恶心、呕吐、腹部胀满等现象。如老年人出现不适表现，应及时告知医生或家属，以便采取相应照料措施。

四、老年人吞咽困难、进食呛咳观察要点

1. 吞咽困难、呛咳的定义

吞咽困难是指由于口腔、咽喉、食管和神经、肌肉等病变引起的老年人吞咽费力，自觉食物在通过食管时有梗阻感。

呛咳是指由于异物（水、食物等）误入气管而引起的咳嗽。

2. 老年人吞咽困难观察要点

（1）老年人进食量是否减少。

（2）老年人进食过程中是否有呛咳、下咽费力及将食物含在口中不下咽的情况发生。

（3）进食后老年人是否出现流涎、食物反流。

3. 老年人进食呛咳观察要点

老年人在进食过程中，突然剧烈咳嗽，将食物喷出，当发生误吸时可伴有呼吸困难、面色苍白或紫绀。

步骤五　老年人治疗饮食的发放

一、工作准备

（1）环境准备。环境整洁，温湿度适宜，无异味。

（2）护理员准备。服装整洁，洗净双手，戴口罩、帽子。

（3）物品准备。以糖尿病患者饮食为例，要准备适宜糖尿病患者食用的食物、饮食单、发饭单、胰岛素笔。

二、转抄核对

接到老年人治疗饮食单，转抄饮食单内容至发饭单上，并认真核对无误，食单内容包括科区、房间以及床号、姓名、饮食种类及量。将饮食单递交到营养科（膳食科）准备食物。

三、领取食物

按照发饭时间，从膳食科领取老年人糖尿病治疗饮食，并认真核对科区、房间以及床号、姓名、饮食种类及量。

四、核对发放饮食

护理员推餐车到老年人房间门前，报床号、姓名，并再次核对无误后，将食物摆放在老年人餐桌上。

五、记录

在发放饮食单上打钩记录。

💡 | 注意事项 |

（1）认真核对饮食单及转抄的发饭单。

（2）发饭前要认真核对科区、房间以及床号、姓名、治疗饮食种类及量，避免发放错误，影响饮食治疗效果。

（3）流质治疗饮食可使用瓶装或塑封袋装，防止污染。

（4）奶类食物宜温热食入，注意保温。

知识链接

一、老年人治疗饮食的概念及目的

治疗饮食是指在基本饮食的基础上，根据病情的需要，适当调整总热量和某些营养素以达到治疗目的的饮食。

采用治疗饮食的目的是在基本膳食的基础上，通过增加或减少某种营养素，促进老年人疾病的康复，延缓疾病的发展，避免或减少并发症的发生。

二、老年人治疗饮食适用范围

治疗饮食适用于所患疾病需要配合饮食治疗的老年人。

三、老年人治疗饮食的种类

治疗饮食可满足老年人在患病期间的营养需要，分为以下几种。

1. 高热量饮食

在两餐之间提供含有热量的饮料或点心，如牛奶、豆浆、鸡蛋、蛋糕等。半流质或流质饮食者，可加浓缩食品，如奶油、巧克力等。每日供给总热量为 2 500 千卡左右。高热量饮食适用于有甲状腺功能亢进、高热、胆道疾病等的老年人。

2. 高蛋白饮食

在基本饮食基础上增加含蛋白质丰富的食物，如肉类、鱼类、蛋类、乳类、豆类等，蛋白质供应每日每千克体重 2 克，但总量不超过 120 克，总热量为 2 500 千卡。高蛋白饮食适用于患有慢性消耗性疾病、严重贫血、肾病综合征或处于癌症晚期等的老年人。

3. 低蛋白饮食

每日饮食中的蛋白质不超过 30~40 克，应多补充蔬菜和含糖高的食物，以维持正常热量。低蛋白饮食适用于限制蛋白质摄入者，如患有急性肾炎、尿毒症、肝性昏迷等的老年人。

4. 高纤维素饮食

选择含纤维多的食物，如芹菜、韭菜、新鲜水果、粗粮、豆类等。高纤维素饮食适用于患有便秘、肥胖、高脂血、糖尿病、心血管疾病等的老年人。

5. 低纤维素（少渣）饮食

吃含纤维少的食物，且少油，避免纤维多的蔬菜、水果，应吃菜泥、果汁等，忌油煎食物。低纤维素饮食适用于腹泻的老年人。

6. 低盐饮食

每日可用食盐不超过 2 克（含钠 0.84 克），但不包括食物内自然存在的氯化钠。低盐

饮食适用于患有心脏病、肾脏病（急性、慢性肾炎）、肝硬化（有腹水）、重度高血压但水肿较轻等的老年人。

7. 低脂肪饮食

少用油，禁用肥肉、蛋黄、动物脑等食材。高脂血症及动脉硬化病人不必限制植物油摄入（椰子油除外）。每日脂肪摄入量不超过40克。低脂肪饮食适用于有肝胆疾病、高脂血、动脉硬化、肥胖及腹泻等的老年人。

8. 低胆固醇饮食

膳食中胆固醇含量在300毫克/天以下，少食用动物内脏、饱和脂肪、蛋黄、动物脑、鱼子等。低胆固醇饮食适用于患有动脉硬化、高胆固醇症、冠心病等的老年人。

9. 无盐、低钠饮食

无盐饮食，即除食物内自然含钠以外，不额外添加食盐烹调的饮食。

低钠饮食，即除无盐外，还须控制摄入食物中自然存在的钠（每天控制在5克以下），禁食腌制食品。还应禁食含钠的食物和药物，如发酵粉（油条、挂面）、汽水（含小苏打）和碳酸氢钠片等。

无盐、低钠饮食适用于患心脏病、肾脏病（急性、慢性肾炎）、肝硬化（有腹水）、重度高血压等的老年人。

 考核评价

项目1-1　老年人的饮食照料过程考核评价表

学员姓名		学号		班级		日期		
项目	考核项目		考核要求	配分	评分标准			得分
知识目标	老年人进食、进水体位的概念和摆放目的		了解老年人进食、进水体位的概念和摆放目的	10	老年人进食、进水体位的概念和摆放目的知识考核，错误1项扣2分			
	老年人进食、进水体位摆放的种类		熟悉老年人进食、进水体位摆放的种类	15	老年人进食、进水体位摆放的种类知识考核，错误1项扣5分			
	老年人进食、进水情况观察要点、记录和报告注意事项		熟悉老年人进食、进水情况观察要点、记录和报告注意事项	15	老年人进食、进水情况观察要点、记录和报告注意事项知识考核，错误1项扣5分			
能力目标	为老年人摆放好进食、进水体位并协助其进食、进水		能为老年人摆放好进食、进水体位并协助其进食、进水	20	为老年人摆放好进食、进水体位并协助其进食、进水操作关键点不熟练，每项扣5分			

(续)

	学员姓名		学号		班级		日期	
项目	考核项目	考核要求		配分	评分标准			得分
能力目标	正确观察老年人进食、进水的种类和数量并记录异常情况	能够正确观察老年人进食、进水的种类和数量并记录异常情况		20	正确观察老年人进食、进水的种类和数量并记录异常情况操作关键点不熟练，每项扣2分			
过程方法和社会能力	过程方法	（1）学会自主发现、自主探索的学习方法；（2）学会在学习中反思、总结，调整自己的学习目标，在更高水平上获得发展		10	在工作中能反思，有创新见解，能自主发现、自主探索，酌情得5~10分			
	社会能力	小组成员间团结协作共同完成工作任务，养成良好的职业素养（工位卫生、工服穿戴等）		10	（1）工作服穿戴不全扣3分；（2）工位卫生情况差扣3分			
实训总结		你完成本次工作任务的体会（学到哪些知识，掌握哪些技能，有哪些收获）：						
得分								

 │工作小结│ 老年人的饮食照料工作小结

（1）我们完成这项学习任务后学到了什么知识、技能？

_____

_____

_____

_____

_____

_____

_____

（2）我们还有哪些地方做得不够好，我们要怎样努力改进？

_____

_____

_____

_____

_____

_____

_____

_____

_____

 项目二　老年人的排泄照料

 ｜任务描述｜

　　排泄是维持生命的必要条件。人体只有通过排泄才能将机体新陈代谢的产物及废物排出体外，维持体内环境的协调平衡。自理能力下降、机体功能减弱或疾病等原因均可导致老年人排泄障碍。护理员根据老年人身体状况，协助其采取适宜的排泄体位、方法，可减轻排泄时的不便和痛苦。

 ｜接受任务｜

大便护理记录

姓名：	性别：	年龄：	房间：	床号：	
日期	正常	稀便	失禁	干结	人工排便	次数

主任签字：　　　　　　　　　　　　　　　责任人签字：

小便护理记录

日期	正常	浑浊	脓尿	血尿	导尿	按摩排尿	次数
姓名： 性别： 年龄： 房间： 床号：							

主任签字：　　　　　　　　　　　　　　　责任人签字：

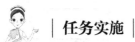 | **任务实施** |

步骤一　帮助老年人如厕

一、工作准备

（1）环境准备。环境整洁，温湿度适宜。

（2）护理员准备。服装整洁，洗净双手。

（3）物品准备。卫生间有坐便器及扶手设施、卫生纸，必要时在床旁备坐便椅。

二、沟通

询问老年人是否需要排便，根据老年人自理程度采取轮椅推行或搀扶方式。

三、协助如厕

护理员使用轮椅推行或搀扶老年人进入卫生间，协助其转身面对护理员，让其双手扶住坐便器旁的扶手。护理员一手搂抱老年人腋下（或腰部），另一手协助老年人（或让老年人自己）脱下裤子。双手环抱老年人腋下，协助其缓慢坐于坐便器上，老年人双手扶稳扶手进行排便。老年人便后自己擦净肛门或身体前倾由护理员协助用手纸擦净肛门。老年人自己借助卫生间扶手支撑身体（或护理员协助老年人）起身，老年人自己（或护理员协助）穿好裤子。按压坐便器开关冲水。协助如厕如图2-1所示。

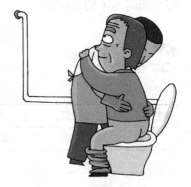

图2-1　协助如厕

能采取坐位但行走不便的老年人，护理员可协助其在床旁使用坐便椅排便，方法同上。

四、整理

护理员使用轮椅推行或搀扶老年人回房间休息，卫生间开窗通风或开启抽风设备清除异味，之后将其关闭。协助老年人使用坐便椅排便后，倾倒污物，清洗便盆，晾干备用。

 ｜注意事项｜

（1）房间靠近卫生间，方便老年人如厕。
（2）卫生间设有坐便器并安装扶手，方便老年人坐下和站起。
（3）卫生用品放在老人伸手可以拿取的位置。
（4）保持卫生间地面整洁，无水渍，以免老年人滑倒。

知识链接

一、排泄的定义

排泄是机体将新陈代谢的产物和机体不需要或过剩的物质排出体外的生理活动。

二、老年人胃肠活动及排泄功能

胃具有储存食物，使之形成食糜的作用。食物入胃5分钟后，胃开始蠕动，蠕动波从贲门开始向幽门方向进行，每分钟约3次。胃的蠕动一方面可使食物与胃液充分混合，有利于消化；另一方面可以搅拌和挤压食物，并不断地将食糜推向十二指肠。在消化过程中，胃排空的速度与食物成分、形状有关。一般而言，流食比固体食物排空快，颗粒小的食物比大块食物排空快，糖类排空最快，蛋白质其次，脂类食物最慢。混合食物由胃完全排空一般需4~6小时。

排泄途径有皮肤、呼吸道、消化道和尿道，而消化道和尿道是最主要的排泄途径，即排便和排尿。排便是反射动作，当粪便充满直肠刺激肠壁感受器，冲动传入初级排便中枢，同时上传至大脑皮层而产生便意。如环境许可，大脑皮层即发出冲动使排便中枢兴奋增强，产生排便反射，使乙状结肠和直肠收缩，肛门括约肌舒张，同时还须有意识地深吸气，关闭声门，增加胸腔压力，膈肌下降、腹肌收缩，增加腹内压力，促进粪便排出体外。尿液在肾脏生成后经输尿管而暂储于膀胱中，储存到一定量后，一次性通过尿道排出体外，这一过程即排尿。排尿是受中枢神经系统控制的复杂反射活动。

三、老年人排泄异常的观察

1. 排便异常的观察

1）便秘

便秘指正常的排便形态改变，排便次数减少，每周少于2次。排便困难，粪便过干过硬。触诊腹部较硬实且紧张，有时可触及包块，肛诊可触及粪块。

2）粪便嵌顿

老年人有排便冲动，腹部胀痛，直肠肛门疼痛，肛门处有少量液化的粪便渗出，但不能排出粪便。

3）腹泻

腹痛、肠痉挛、疲乏、恶心、呕吐、肠鸣，有急于排便的需要和难以控制的感觉。粪便松散或呈液体样。

4）排便失禁

老年人不自主地排出粪便。

5）肠胀气

老年人肠胀气表现为腹部膨隆，叩诊呈鼓音，腹胀、痉挛性疼痛、呃逆、肛门排气过多。当肠胀气压迫膈肌和胸腔时，可出现气急和呼吸困难。

2. 排尿异常的观察

1）尿失禁

膀胱括约肌丧失排尿控制能力，使尿液不自主地流出。

2）尿潴留

膀胱内潴留大量的尿液而又不能自主排出。表现为下腹胀满、排尿困难、耻骨上膨隆、扪及囊性包块，叩诊为浊音。

四、老年人排泄异常的护理

1. 老年人便秘的护理

（1）评估老年人便秘的原因。

（2）多食含纤维素的食物，有利于增强肠蠕动，促进大便排出。

（3）适当增加饮水量。每日清晨饮一杯淡盐水，可促进肠蠕动，保持胃肠道有足量的水分，软化粪便，有利于大便的排泄。

（4）在体力允许的情况下，指导老年人做适量的体育活动，可提高排便肌群的收缩力。

（5）每天起床前和入睡前进行顺时针腹部按摩，增加肠蠕动。

（6）遵医嘱服用缓泻剂或采用灌肠法，必要时采用人工取便法。

（7）养成定时排便的习惯。

（8）做好老年人心理护理，缓解因曾经有过排便不畅经历而引发的思想顾虑和心理负担，放松身心。

2. 老年人粪便嵌顿的护理

（1）评估老年人粪便嵌顿的原因。

（2）关闭门窗，注意保暖。屏风遮挡，保护隐私。

（3）使用栓剂、缓泻剂，必要时给予灌肠。

（4）老年人感觉大便在肛门处，在灌肠无效时可遵医嘱执行人工取便。操作中注意观察老年人表现，如有面色苍白、呼吸急促、心悸、头昏等现象，须立即停止操作。

（5）协助排便后用温水洗净擦干肛门周围和臀部皮肤，保持清洁干爽。

3. 老年人腹泻的护理

（1）评估老年人腹泻的原因，采取针对性的护理措施。

（2）膳食调理，酌情给予清淡的流质或半流质食物，避免摄入油腻、辛辣、高纤维食物。严重腹泻时可暂时禁食。鼓励老年人饮水，以免脱水。

（3）腹泻严重时，口服补液盐或遵医嘱静脉补充水和电解质。

（4）每次便后用温水洗净肛门周围和臀部皮肤，保持皮肤清洁干燥。必要时，肛门周围涂搽软膏加以保护。

（5）卧床老年人发生腹泻时注意观察骶尾部皮肤变化，预防压疮的发生。

（6）密切观察病情，记录排便的性质、次数等，必要时留取标本送检。

4. 老年人排便失禁的护理

（1）处理粪便时，用屏风遮挡，保护隐私。

（2）用温水洗净肛门周围和臀部皮肤，保持皮肤清洁。肛门周围涂搽软膏保护皮肤，避免潮湿刺激引发感染。

（3）帮助老年人重建控制排便的能力。了解老年人排便时间，掌握规律，定时给予便器，促使老年人按时自己排便；与医生协商定时应用导泻栓剂或灌肠，以刺激老年人定时排便；教会老年人进行肛门括约肌和盆底肌肉收缩锻炼。

（4）观察并记录排便的量、性质。遵医嘱注射静脉液防止脱水和电解质紊乱。

（5）观察骶尾部皮肤情况，预防压疮的发生。

5. 老年人肠胀气的护理

（1）指导老年人养成细嚼慢咽的良好饮食习惯。

（2）鼓励老年人适当活动。

（3）轻微胀气时，可行腹部热敷、腹部按摩或针刺疗法。严重胀气时，遵医嘱给予药物治疗或行肛管排气。

（4）做好心理护理，进行健康教育，如少食产气的食物，如豆类、产气饮料，进食或饮水时避免吞入大量空气。

6. 尿失禁的护理方法

（1）保持皮肤清洁干燥，经常清洗会阴部皮肤，勤换衣裤、床单、衬垫等。

（2）根据老年人的身体情况进行膀胱功能训练。定时使用便器，建立规则的排尿习惯，促进排尿功能的恢复。使用便器时，用手按压膀胱，协助排尿。

（3）做好心理护理，尊重老年人人格，给予安慰和鼓励。

7. 尿潴留的护理方法

（1）安慰老年人，缓解焦虑和紧张情绪。

（2）用热毛巾或热水袋热敷老年人的腹部促进排尿。

（3）按摩老年人腹部促进排尿。

（4）采取相应措施诱导排尿，如听流水声或用温水冲洗会阴。各种措施均无效的情况下，可根据医嘱导尿。

步骤二　帮助老年人使用便盆

一、工作准备

（1）环境准备。环境整洁，温湿度适宜。关闭门窗，必要时遮挡屏风。

（2）护理员准备。服装整洁，洗净并温暖双手。必要时戴口罩。

（3）物品准备。便盆、一次性护理垫、卫生纸、屏风。必要时备温水、水盆和毛巾。

二、沟通

询问老年人是否有便意，提醒老年人定时排便。

三、放置便盆

（1）仰卧位放置便盆法。护理员协助老年人取仰卧位，掀开下身被子折向远侧，协助其将裤子脱至膝部。叮嘱老年人配合屈膝抬高臀部，同时一手托起老年人的臀部，另一手将一次性护理垫垫于老年人臀下。再次要求老年人配合屈膝抬高臀部，同时一手托起老年人的臀部，另一手将便盆放置于老年人的臀下（便盆窄口朝向足部）。为防止老年人排尿溅湿被子，可在会阴上部覆盖一张一次性护理垫。为老年人盖好被子。仰卧位放置便盆如图2-2所示。

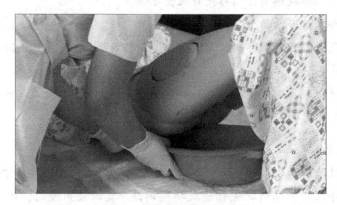

图2-2　仰卧位放置便盆

（2）侧卧位放置便盆法。护理员将老年人裤子脱至膝部，双手扶住老年人的肩部和髋部翻转身体，使老年人面向自己呈侧卧位，掀开下身被子折向自己一侧，暴露臀部，将一次性护理垫垫于老年人腰和臀下，再将便盆扣于老年人臀部，协助老年人恢复平卧位。在会阴上部覆盖一张一次性护理垫。为老年人盖好被子。侧卧位放置便盆如图 2 - 3 所示。

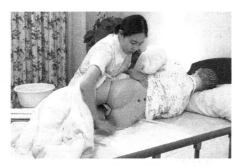
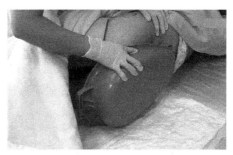

（a）翻转身体　　　　　　　　　　　（b）将便盆扣于臀部

图 2 - 3　侧卧位放置便盆

四、撤去便盆

老年人排便后，护理员一手扶稳便盆一侧，另一手协助老年人侧卧，取出便盆放于地上。取卫生纸为老年人擦净肛门。必要时用温水清洗肛门和会阴部并擦干。撤去一次性护理垫。

五、整理

协助老年人恢复舒适卧位，穿好裤子，整理床单位。必要时协助老年人洗手。开窗通风。观察、倾倒粪便。清洗、消毒便盆，晾干备用。

💡 **注意事项**

（1）使用便盆前检查便盆是否洁净完好。
（2）协助老年人排便，避免长时间暴露老年人身体，导致老年人受凉。
（3）便盆及时倾倒并清洗消毒，避免污渍附着。
（4）为老年人放置便盆时不可硬塞，以免损伤其皮肤。

步骤三　帮助老年人使用尿壶　

一、工作准备

（1）环境准备。环境整洁，温湿度适宜。关闭门窗，必要时遮挡屏风。
（2）护理员准备。服装整洁，洗净并温暖双手。
（3）物品准备。尿壶（男、女）、一次性护理垫、卫生纸。必要时备温水盆、毛巾。

二、沟通

询问老年人是否有尿意。

三、放置尿壶

护理员协助老年女性取仰卧位，掀开下身被子折向远侧，协助其将裤子脱至膝部。叮嘱老年人配合，屈膝抬高臀部，同时一手托起老年人的臀部，另一手将一次性护理垫垫于老年人臀下。叮嘱老年人屈膝，双腿成八字分开，护理员手持尿壶，将开口边缘贴紧阴部，盖好被子。为女性老年人放置尿壶方法如图2-4所示。

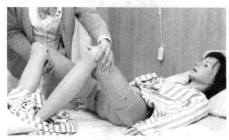
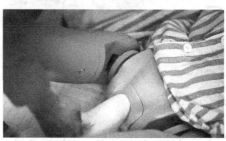

(a) 双腿成八字分开　　　　　　　　(b) 开口边缘贴紧阴部

图2-4　为老年女性放置尿壶

协助老年男性面向护理员取侧卧位，双膝并拢，将阴茎插入尿壶接尿口，用手握住尿壶把手固定，盖好被子。

四、整理

老年人排尿后，护理员撤下尿壶。用卫生纸擦干老年人会阴部，必要时，护理员为老年人清洗或擦拭会阴部。撤去一次性护理垫，协助老年人穿好裤子，整理床单位，必要时协助老年人洗手。开窗通风，观察、倾倒尿液，清洗、消毒尿壶，晾干备用。

💡 | 注意事项 |

(1) 老年女性使用尿壶时，应注意确定贴紧会阴部，以免漏尿打湿床单。
(2) 接尿时避免长时间暴露老年人身体，导致老年人受凉。
(3) 尿壶及时倾倒并清洗消毒，减少异味和尿渍附着。

 知识链接

一、影响排便的环境因素

环境是影响排便的因素之一，嘈杂、异味等会使老年人情绪紧张，因此应为老年人创造一个独立、隐蔽、安静、无异味的环境。能够行走和坐轮椅的老年人可到卫生间使用坐便器排便，舒适且安全，有利于顺利排便。协助卧床的老年人使用盆排便时，应注意使用屏风或轨道拉帘遮挡，创造独立空间，并且便后及时清理，开窗通风。

二、帮助老年人养成规律排便习惯

符合生理要求的排便时间应该是在早起或早餐后。食物经过一昼夜的消化、吸收，形成粪便储存在乙状结肠，清晨起床后稍事活动易产生排便反射。若清晨起床后饮用一杯温水，不但有利于清洗肠胃，还可以促进肠道蠕动，从而产生便意，此时排便较为顺畅。另外在早餐后，胃肠活动增强，也可引起肠蠕动促进排便。帮助老年人养成晨起规律排便的习惯，有利于老年人健康规律的生活。

三、床上使用的便器

卧床老年人常用的便器是便盆及尿壶，如图2-5和图2-6所示。便器大多采用塑料和不锈钢材质，塑料材质的轻便且价格低廉，便于更换；不锈钢材质的可采用高温方法进行消毒，经久耐用。

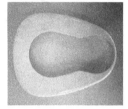

图2-5　便盆

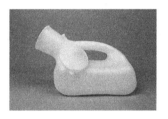

（a）男士尿壶

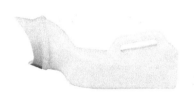

（b）女士尿壶

图2-6　尿壶

步骤四　为老年人更换尿垫

一、工作准备

（1）环境准备。环境整洁，温湿度适宜。关闭门窗，必要时遮挡屏风。

（2）护理员准备。服装整洁，洗净并温暖双手。必要时戴口罩。

（3）物品准备。一次性尿垫（尿布）、屏风、水盆、温热毛巾。

二、沟通

查看并向老年人解释需要更换一次性尿垫（尿布），以取得合作。

三、更换尿垫

护理员将水盆、毛巾放在床旁座椅上。掀开老年人下身被子，双手分别扶住老年人的肩部、髋部，翻转其身体呈侧卧位，将其身下被污染的一次性尿垫（尿布）向侧卧方向折叠，取温湿毛巾擦拭会阴部；观察老年人会阴部及臀部皮肤情况。将清洁的一次性尿垫（尿布）一半平铺，一半卷折，翻转老年人身体呈平卧位，撤下污染的一次性尿垫（尿布）放入专用污物桶。整理拉平清洁一次性尿垫（尿布）。盖好被子。更换尿垫如图2-7所示。

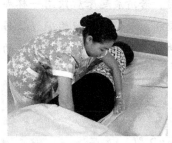 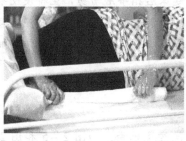 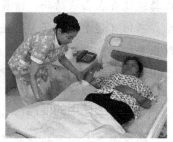

（a）侧卧方向折叠尿垫　　（b）清洁的尿垫一半平铺一半卷折　　（c）拉平清洁的尿垫

图2-7　更换尿垫

四、整理

护理员整理老年人床单位，开窗通风。清洗毛巾，刷洗水盆。尿布需要集中清洗消毒，晾干备用。

 注意事项

（1）定时查看尿垫浸湿情况，根据尿垫吸收锁水的能力进行更换，防止发生尿布疹及压疮。

（2）更换一次性尿垫（尿布）时，动作轻稳，避免老年人受凉。

（3）为老年人更换一次性尿垫（尿布）时应使用温热毛巾擦拭或清洗会阴部，减轻异味，保持局部清洁干燥。

（4）当老年人患有传染性疾病时，一次性尿垫应放入医用黄色垃圾袋，作为医用垃圾集中回收处理。

步骤五　为老年人更换纸尿裤

一、工作准备

（1）环境准备。环境整洁，温湿度适宜。关闭门窗，必要时遮挡屏风。

（2）护理员准备。服装整洁，洗净并温暖双手。必要时戴口罩。

（3）物品准备。纸尿裤、卫生纸、屏风、水盆、温热毛巾。

二、沟通

查看并向老年人解释需要更换纸尿裤，以取得配合。

三、更换纸尿裤

护理员将水盆、毛巾放在床旁座椅上。掀开老年人下身被子，协助老年人取平卧位，解开纸尿裤粘扣，将前片从两腿间后撤。双手分别扶住老年人的肩部、髋部翻转老年人身体呈侧卧位，将污染纸尿裤内面对折于臀下，取温湿毛巾擦拭会阴部；观察老年人会阴部及臀部皮肤情况。将清洁纸尿裤前后对折的两片（紧贴皮肤面朝内）平铺于老年人臀下，向下展开上片。协助老年人翻转身体至平卧位，从一侧撤下污染纸尿裤放入污物桶，并拉平身下清洁纸尿裤，从两腿间向上兜起纸尿裤前片，整理纸

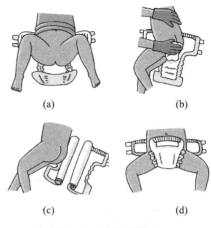

图2-8　更换纸尿裤

尿裤大腿内侧边缘至服帖，将前片两翼向两侧拉紧，后片粘扣粘贴纸尿裤前片粘贴区。盖好被子。更换纸尿裤过程如图2-8所示。

四、整理

护理员整理老年人床单位，开窗通风。清洗毛巾，刷洗水盆。

💡 **|注意事项|**

(1) 更换纸尿裤时，将纸尿裤紧贴大腿内、外侧的边缘展平，防止侧漏。
(2) 根据老年人胖瘦情况选择尺寸适宜的纸尿裤。
(3) 老年人使用纸尿裤，每次更换或排便后应使用温热毛巾擦拭或清洗会阴部，减轻异味，保持局部清洁干燥。
(4) 当老年人患有传染性疾病时，纸尿裤应放入医用黄色垃圾袋，作为医用垃圾集中回收处理。

知识链接

一、尿垫、纸尿裤的种类及适用范围

1. 尿垫

常见的尿垫多为一次性尿垫，外形如图2-9所示。尿垫适用于完全卧床，或伴有痴呆、意识不清及尿失禁的老年人。

2. 纸尿裤

成人纸尿裤如图2-10所示。纸尿裤适用于能够行走、坐轮椅、卧床，伴躁动不安，伴有尿失禁、尿滴沥的老年人。

图2-9 一次性尿垫

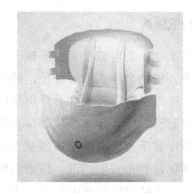
图2-10 成人纸尿裤

二、尿失禁的定义

尿失禁是指老年人的膀胱括约肌不受意识控制，不由自主地排出尿液的现象。

三、老年人尿失禁的分类

老年人尿失禁的临床表现可分为充溢性尿失禁、无阻力性尿失禁、反射性尿失禁、急迫性尿失禁和压力性尿失禁五类。

1. 充溢性尿失禁

充溢性尿失禁是由于下尿路有较严重的机械性或功能性梗阻引起尿潴留，当膀胱内压上升到一定程度并超过尿道阻力时，尿液不断地自尿道中滴出。引发充溢性尿失禁最主要的原因是老年性前列腺肥大以及尿道结石、尿道狭窄及其他尿道恶性病变等。

2. 无阻力性尿失禁

无阻力性尿失禁是由于尿道阻力完全丧失，膀胱内不能储存尿液引起的，老年人在站立时尿液全部由尿道流出。

3. 反射性尿失禁

反射性尿失禁由完全的上运动神经元病变引起，排尿依靠脊髓反射，老年人不自主地间歇排尿（间歇性尿失禁），排尿没有感觉。

4. 急迫性尿失禁

急迫性尿失禁是膀胱过度活动症的表现，或是膀胱肌肉紧张过度和尿道括约肌的合作不当所引起的尿频、尿急等症状，多发生在中风患者身上。

5. 压力性尿失禁

压力性尿失禁是当腹压增加时（如咳嗽、打喷嚏、上楼梯或跑步时）即有尿液自尿道流出。引起这类尿失禁的原因很复杂，需要进行详细检查。

四、老年人尿失禁的照料

（1）观察生命体征，观察小便的颜色、性质、量并记录。

（2）保持皮肤的清洁干燥，便后使用温水擦拭或清洗会阴部，减少尿液对局部皮肤的刺激，勤换衣裤、床单，防止皮肤受损。

（3）鼓励老年人多饮水，促进排尿反射，预防泌尿系统感染。

（4）进行膀胱功能训练，定时使用便器，建立规则的排尿习惯，促进排尿功能的恢复。初始白天每隔1至2小时使用便器一次，夜间每隔4小时使用便器一次。以后逐渐延长间隔时间，以促进排尿功能恢复。使用便器时，可用手按压膀胱，协助排尿。

（5）做好心理护理，帮助老年人树立重新控制排尿的信心，以积极配合治疗和护理。

步骤六　采集老年人便标本

一、工作准备

（1）环境准备。环境整洁，温湿度适宜。关闭门窗，必要时遮挡屏风。

（2）护理员准备。服装整洁，洗净并温暖双手，必要时戴手套。

（3）物品准备。清洁、干燥、粘贴标签的便标本盒（见图2-11），化验单，便盆。

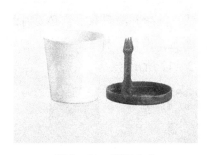

图2-11　便标本盒

二、沟通

护理员向老年人解释采集标本的内容、目的、要求，以取得配合。

三、采集便标本

对能自理的老年人，可将标本盒交给老年人，向其讲解留取便标本的方法。即在排便后，用棉签取少量（约蚕豆大小）感觉异常（如稀水样、黏液样、柏油样等）的粪便放入标本盒，盖上盒盖；对不能自理的老年人，由护理员协助老年人使用便盆排便，留取便标本方法同上。

四、整理

护理员为老年人整理床单位，倾倒便盆，刷洗、消毒、晾干备用。

五、送检标本

将便标本连同化验单一起送至化验室。

 |注意事项|

（1）老年人发生腹泻时，应留取带有黏液或脓血部分的粪便；如为水样便，应使用大口径玻璃容器盛装送检。

（2）如检查项目为寄生虫卵，应取适量不同部分粪便送检。

（3）如检查项目为阿米巴原虫，在采集前先用热水将便器加温后，再叮嘱老年人排便于盆内，便后立即送检。

步骤七　采集老年人尿标本

一、工作准备

（1）环境准备。环境整洁，温湿度适宜。关闭门窗，必要时遮挡屏风。

（2）护理员准备。服装整洁，洗净并温暖双手，必要时戴口罩。

（3）物品准备。化验单，便盆，碘伏，棉签，清洁、干燥的尿杯（容量约 30 毫升）和粘贴标签的尿标本瓶，如图 2-12 所示。

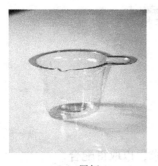
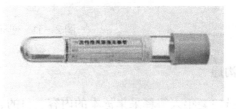

（a）尿杯　　　　　　　　　　（b）尿标本瓶

图 2-12　尿杯及尿标本瓶

二、沟通

护理员拿到化验单后，及时告知老年人第二天晨起需要采集尿标本以及采集尿标本目的、要求，以便取得老年人的配合。

三、采集尿标本

次日晨起协助老年人留取尿标本。

（1）对于能自理的老年人。可将尿杯和标本瓶交给老年人，要求排尿前先清洁会阴部，尿后使用尿杯接取尿液约30毫升放置一旁，排尿完毕将尿杯中的尿液倒进标本瓶中，交予护理员。

（2）对于不能自理的老年人。由护理员使用棉签蘸取碘伏为老年人消毒尿道口。

① 老年女性臀下垫便盆，见尿液流出，迅速使用尿杯接取尿液。将尿杯中尿液倒进标本瓶中放置妥当，排尿后协助撤下便盆，整理床单位。

② 老年男性使用尿壶接取尿液，尿道口与尿壶之间保持约3~5厘米的距离，见尿液流出，使用尿杯接取尿液约30毫升放置一旁。至老年人排尿完毕，协助其整理衣裤，再将尿杯中的尿液倒进标本瓶中。

③ 对于留置尿管的老年人。反折导尿管，关闭尿袋上的放尿开关分离导尿管与尿袋的衔接处，使用碘伏消毒导尿管末端，将便盆放于床上，打开导尿管放出部分尿液至便盆内。再次反折导尿管，将尿标本瓶或尿杯放置在导尿管末端，接取尿液至足够量后反折导尿管。将标本放置妥当。用碘伏消毒导尿管末端和尿袋衔接端，再将尿袋衔接端插入导尿管内。打开尿袋上开关检查导尿管路是否通畅。整理床单位。自尿管留取尿标本如图2-13所示。

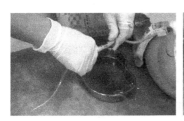 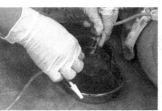 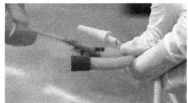

（a）分离导尿管与尿袋　　　（b）用尿杯自导尿管接取尿液　　　（c）碘酊消毒

图2-13　自尿管留取尿标本

四、整理

护理员为老年人整理床单位，倾倒便器，刷洗、消毒、晾干备用。

五、送检标本

将尿标本连同化验单一起送至化验室。

💡 **注意事项**

（1）采集标本的容器应清洁干燥，一次性使用。

（2）不可将粪便或其他物质混入尿标本中。

（3）尿液标本收集后要立即送检，以避免发生细菌污染及化学物质、有形成分改变。

（4）自尿管留取尿标本时注意采取无菌操作，避免污染管路衔接处。

知识链接

一、尿、便标本采集目的

采集老年人的尿、便标本，通过实验室检查，可达到协助疾病诊断、制定合理治疗方案和观察病情变化的目的。

二、尿、便标本采集适应证

采集老年人的尿标本常用于常规体检，检查有无泌尿系统感染、出血，有无内分泌系统、免疫系统和泌尿系统的病变。采集老年人的便标本常用于常规体检，检查有无消化系统感染、出血，肠道寄生虫和肠道传染性疾病等。

三、标本采集原则

（1）依据医嘱采集各种标本。

（2）采集前根据检验的目的选择合适的容器。

（3）各种标本的采集量、时间、方法要准确。

（4）采集标本前后要认真核对。

（5）标本采集后要及时送检。

四、正常大小便的性状、颜色、量

1. 正常粪便的性状、颜色、量

老年人正常的排便频率是每日 1 至 2 次或每 2 至 3 天排便 1 次，平均排便量为 100~300 克，排便量的多少与食物摄入量、种类，液体摄入量，排便频率，消化器官的功能状态有关，进食粗粮、大量蔬菜者，粪便量大；反之，进食肉食、细粮者，粪便量少。正常成年人的粪便呈黄褐色、成形、软便，是因为粪便内含胆红素之故。粪便的颜色与摄入食物的种类有关，如摄入含丰富叶绿素的食物时，粪便可能呈绿色；摄入血制品、动物肝脏，粪便可能呈酱色。粪便的气味由蛋白质经细菌分解发酵而产生，与食物的种类、肠道疾病有关。摄入蛋白质、肉类较多者，粪便的臭味重；反之，粪便臭味轻。

2. 正常尿液的性状、颜色、量

老年人每昼夜尿量正常为 1 000~2 000 毫升。排尿频率和次数，一般日间 4~6 次，夜间 0~2 次。外观呈淡黄色至深褐色，澄清透明，放置后可变混浊并出现氨味，食物和药物也可改变尿液的颜色，如服用大量胡萝卜素时，尿液呈鲜黄色。

五、老年人排泄物异常的观察

1．粪便异常的观察

1）排便次数

排便次数和习惯改变。通常每天排便超过3次或每周少于2次，为排便异常。

2）形状与软硬度

便秘时粪便坚硬、成粟子样；消化不良或急性肠炎可为稀便或水样便；肠道部分梗阻或直肠狭窄，粪便常呈扁条形或带状。

3）颜色

柏油样便提示上消化道出血；白陶土色便提示胆道梗阻；暗红色血便提示下消化道出血；果酱样便见于肠套叠、阿米巴痢疾；粪便表面粘有鲜红色血液见于痔疮或肛裂；白色"米泔水"样便见于霍乱、副霍乱。

4）内容物

被肠道寄生虫感染的老年人的粪便中可查见蛔虫、蛲虫、绦虫节片等。

5）气味

严重腹泻的老年人因未消化的蛋白质与腐败菌发生作用，粪便呈碱性反应，气味极恶臭；有下消化道溃疡、恶性肿瘤的老年人粪便呈腐败臭；上消化道出血引起的柏油样粪便呈腥臭味；消化不良、乳糖类未充分消化或吸收脂肪酸产生气体，粪便呈酸性反应，气味为酸败臭。

2．尿液异常的观察

1）尿量

多尿指24小时内排出的尿量高于2 500毫升；少尿指24小时排出的尿量小于400毫升或每小时排出的尿量小于17毫升；无尿指24小时排出的尿量小于100毫升。

2）颜色

肉眼血尿：尿液呈洗肉水样，多见于急性泌尿系统感染、膀胱肿瘤、输尿管结石等。

血红蛋白尿：尿液呈浓茶色、酱油色。

胆红素尿：尿液呈深黄色。

3）气味

糖尿病患者发生酮症酸中毒时，尿液为烂苹果味。

3．老年人排泄异常的报告记录

护理员在对老年人进行生活照料的过程中，发现老年人尿、便出现异常时，应立即从尿、便的性质、次数、量、颜色、气味等方面进行详细记录，并及时报告给医护人员和家属，并根据医嘱留取标本。

步骤八 使用开塞露辅助老人排便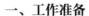

一、工作准备

（1）环境准备。环境整洁，温湿度适宜。关闭门窗，必要时遮挡屏风。

（2）护理员准备。服装整洁，洗净并温暖双手，必要时戴口罩。

（3）物品准备。开塞露、剪刀、卫生纸、便盆、一次性尿垫遮挡。

二、沟通

护理员向老年人说明操作方法、目的，消除其紧张、恐惧心理，以取得合作。

三、摆放体位

护理员协助老年人将裤子脱至膝部，取左侧卧位，臀部靠近床边，臀下垫一次性尿垫。

四、注入药液

护理员拧开开塞露的帽盖，左手分开老年人臀部，右手持开塞露塑料壳球部，挤出少量药液润滑开塞露前端和肛门口，再将开塞露细管部分沿直肠壁插入肛门内，叮嘱老年人深吸气，用力挤压开塞露塑料壳球部，将药液全部挤入肛门内。退出开塞露塑料壳，同时左手取用卫生纸按压肛门5分钟。叮嘱老年人保持体位10分钟后再行排便。老年人主诉有便意时，指导其深呼吸，提肛（收紧肛门）。10分钟后护理员协助老年人排便。注入药液过程如图2-14所示。

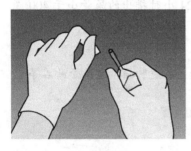
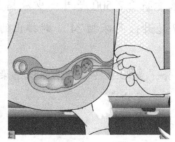
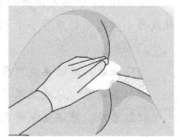

| （a）拧开帽盖 | （b）注入药液 | （c）按压肛门 |

图2-14 注入开塞露

五、整理与记录

整理床单位，洗手。记录使用开塞露的量及排便情况（量及次数）。

💡 **注意事项**

（1）使用开塞露前，检查开塞露前端是否圆润光滑，以免损伤肛门周围组织。

（2）患有痔疮的老年人使用开塞露时，操作应轻缓并充分润滑。

（3）对开塞露过敏者禁用，过敏体质者慎用。

（4）开塞露不可长期使用，以免耐受而失去作用。

知识链接

一、开塞露作用机理及适应证

开塞露分为甘油制剂和甘露醇、硫酸镁复方制剂两种。两种制剂成分不同，但原理基本相同，均是利用甘油或山梨醇的高浓度，即高渗作用，软化大便，刺激肠壁，反射性地引起排便反应，加上其具有润滑作用，使大便易于排出。常用于对老年体弱便秘者的治疗。开塞露如图 2-15 所示。

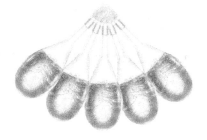

图 2-15　开塞露

二、使用开塞露的时机

开塞露应在老年人有大便感觉时使用，轻度便秘者用过开塞露之后保留 10 分钟就会起效，便秘较严重者，应保留时间更长一些，但一般不会超过 30 分钟。需根据老年人的具体情况确定使用开塞露的时间。

三、开塞露的用法和用量

将开塞露瓶盖取下，挤出少许油脂润滑瓶口和肛门，将其缓慢插入肛门，然后将药液挤入直肠内，成人一次一支。

四、解除便秘的常用方法

老年人出现较为严重的便秘时，应当在医护人员的指导下，采用一些简便易行的通便法。解除便秘的常用方法有开塞露通便法、甘油栓通便法、肥皂栓通便法、腹部按摩法。对于严重便秘且上述方法无效者，可采用人工取便法、灌肠法。

步骤九　协助老年人呕吐时变换体位

一、工作准备

（1）环境准备。环境整洁，温湿度适宜。必要时遮挡屏风。
（2）护理员准备。服装整洁，洗净双手，必要时戴口罩。
（3）物品准备。水杯、漱口水、毛巾、痰盂、一次性护理垫。

二、沟通

得知老年人发生呕吐，护理员应立即来到老年人身边，用关怀的语气安慰老人不要紧张。将痰盂置于老年人面前地上盛接呕吐物，同时协助不能自理的老年人变换体位。

三、摆放体位

既往身体状况良好、能自理的老年人：叮嘱其取坐位，身体稍前倾，双手扶着椅背或桌子、床沿等支撑物。护理员在旁边看护。

身体状况欠佳者：护理员协助老年人取半卧位，头偏向一侧，嘴角边垫一次性护理垫。

体弱、病重者：护理员协助老年人取侧卧位或仰卧位，头偏向一侧。嘴角边垫一次性护理垫。

四、漱口

呕吐停止后，护理员应立即取水杯协助老年人漱口。用毛巾擦净口角水痕。不能自己漱口的老年人应对其进行口腔擦拭。

五、清理

护理员撤去一次性护理垫，整理老年人床单位。及时清理老年人呕吐物，必要时遵医嘱留取（呕吐物）标本。如有被服污染及时更换。开窗通风。

六、记录

护理员洗净双手，对老年人呕吐情况进行记录。记录内容包括呕吐时间、呕吐物的性质、量和颜色等。

💡 | 注意事项 |

（1）发现呕吐物呈红色、黄绿色、咖啡色等异常颜色时，应保留呕吐物，通知医护人员查看。
（2）老年人呕吐需协助变换体位时应避免动作过大，造成老年人身体伤害。
（3）呕吐后及时协助老年人漱口，消除口腔异味。

知识链接

一、老年人呕吐时体位变换的重要性

老年人呕吐时，易发生呛咳、误吸。应尽快协助老年人变换呕吐时的体位，有利于呕吐物排出，可有效减少和避免呛咳、误吸现象发生。根据老年人自理程度和呕吐程度，协助其采取适宜呕吐的体位。

二、恶心、呕吐的概念

恶心是一种可以引起呕吐冲动的胃内不适感，是紧迫欲呕吐的感觉并伴有迷走神经兴奋的症状，如皮肤苍白、流涎、出汗、血压降低及心动过缓等。呕吐是指胃内容物或一部分小肠内容物通过食管逆流出口腔的一种复杂的反射动作，可将有害物质从胃排出而起到保护人体的作用，但持久而剧烈的呕吐可引起老年人体内的电解质紊乱。

三、老年人呕吐的照料

（1）协助老年人取坐位或半卧位，头偏向一侧，预防并发症发生。

（2）密切观察老年人呕吐的方式、呕吐物的性状、量、色、味等，并及时通知医护人员和家属。

（3）呕吐后协助意识清楚能配合的老年人用温开水或生理盐水漱口，不能自理的老年人应做好口腔护理，清除残留在口腔内的呕吐物，去除异味。及时更换脏污的衣物、被褥，开窗通风，避免加重呕吐，且可增加舒适感。

（4）呕吐停止后，应给予老年人少量、清淡、易消化的食物。严重呕吐者，暂时禁食，根据医嘱给予静脉补液，以防止脱水和电解质紊乱。

考核评价

项目1-2　老年人的排便照料过程考核评价表

学员姓名		学号		班级		日期	
项目	考核项目		考核要求	配分	评分标准		得分
知识目标	老年人如厕环境的布置和如厕操作注意事项		了解老年人如厕环境的布置和如厕操作注意事项	5	老年人如厕环境的布置和如厕操作注意事项知识考核，错误1项扣1分		
	老年人便盆、尿壶的使用方法和注意事项		熟悉老年人便盆、尿壶的使用方法和注意事项	5	老年人便盆、尿壶的使用方法和注意事项知识考核，错误1项扣1分		

（续）

学员姓名		学号		班级		日期	
项目	考核项目	考核要求	配分	评分标准			得分
知识目标	老年人更换尿垫、纸尿裤的方法和注意事项	熟悉为老年人更换尿垫、纸尿裤的方法和注意事项	5	为老年人更换尿垫、纸尿裤的方法和注意事项知识考核，错误1项扣1分			
	老年人尿、便标本采集的方法与操作和注意事项	熟悉老年人尿、便标本采集的方法与操作和注意事项	5	老年人尿、便标本采集的方法与操作和注意事项知识考核，错误1项扣1分			
	老年人排泄物观察、报告、记录的方法与流程和注意事项	熟悉老年人排泄物观察、报告、记录的方法与流程和注意事项	5	老年人排泄物观察、报告、记录的方法与流程和注意事项知识考核，错误1项扣1分			
	开塞露的使用和操作方法	熟悉开塞露的使用及操作方法	5	开塞露的使用及操作方法知识考核，错误1项扣1分			
能力目标	协助老年人正常如厕	能够协助老年人正常如厕	10	协助老年人正常如厕操作关键点不熟练，每项扣2分			
	帮助卧床老年人使用便盆、尿壶	能帮助卧床老年人使用便盆、尿壶	10	帮助卧床老年人使用便盆、尿壶操作关键点不熟练，每项扣2分			
	帮助老年人更换尿垫和纸尿裤	能帮助老年人更换尿垫和纸尿裤	10	帮助老年人更换尿垫和纸尿裤操作关键点不熟练，每项扣2分			
	帮助老年人采集尿、便标本	能帮助老年人采集尿、便标本	10	帮助老年人采集尿、便标本操作关键点不熟练，每项扣2分			
	观察老年人排泄物情况，报告并记录异常变化	能观察老年人排泄物情况，报告并记录异常变化	5	观察老年人排泄物情况，报告并记录异常变化操作关键点不熟练，每项扣1分			
	用开塞露辅助老年人排便	能使用开塞露辅助老年人排便	5	使用开塞露辅助老年人排便操作关键点不熟练，每项扣1分			
过程方法和社会能力	过程方法	（1）学会自主发现、自主探索的学习方法；（2）学会在学习中反思、总结，调整自己的学习目标，在更高水平上获得发展	10	在工作中能反思，有创新见解，能自主发现、自主探索，酌情得5~10分			

（续）

学员姓名		学号		班级		日期	
项目	考核项目	考核要求	配分	评分标准		得分	
过程方法和社会能力	社会能力	小组成员间团结、协作共同完成工作任务，养成良好的职业素养（工位卫生、工服穿戴等）	10	（1）工作服穿戴不全扣3分； （2）工位卫生情况差扣3分			
	实训总结	你完成本次工作任务的体会（学到哪些知识，掌握哪些技能，有哪些收获）：					
	得分						

 工作小结 │ 老年人的排泄照料工作小结

（1）我们完成这项学习任务后学到了什么知识、技能？

_____

_____

_____

_____

_____

（2）我们还有哪些地方做得不够好，我们要怎样努力改进？

_____

_____

_____

_____

_____

项目三　老年人的睡眠照料

任务描述

　　睡眠是人的生理需要。睡眠不好可能会严重危害老年人的身心健康与安全。老年人的睡眠出现问题受多种因素影响，本项目主要介绍老年人睡眠的相关知识，教会护理员掌握观察并记录老年人睡眠异常的技能，以及如何为老年人布置良好的睡眠环境，从而做好老年人的睡眠照料工作，提高老年人睡眠质量。

接受任务

睡眠环境布置记录

姓 名：	性 别：	年 龄：		房 间：	床 号：	
日期	环境	着装	排便	洗漱	睡眠物品	备注

主任签字：　　　　　　　　　　　　　　　　责任人签字：

睡眠状态记录

姓 名：	性 别：	年 龄：	房 间：	床 号：	
日期	入睡时间	睡眠状态	觉醒次数	每次睡眠时间	晨起时间	晨起状态

主任签字：　　　　　　　　　　　　　　　　责任人签字：

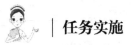

任务实施

步骤一　为老年人布置睡眠环境

一、工作准备

（1）环境准备。室内安静整洁。

（2）护理员准备。服装整洁。

（3）老年人准备。排便、洗漱完毕。

（4）物品准备。根据气候备棉被、床褥、毛毯等。

二、沟通

护理员轻敲房门后进入房间，告知老年人准备熄灯休息。询问老年人房间温湿度是否合适，有无需要帮助的地方。

三、布置睡眠环境

（1）护理员协助关闭窗户，闭合窗帘。

（2）调节室内空调或暖气开关，调整温湿度。

（3）检查老年人床铺有无渣屑，按压床铺硬度。展开被褥平整铺床，被褥松软适中。整理枕头至蓬松，高度随老年人习惯适当调整。

（4）协助老年人上床就寝，盖好被子。询问老人是否还有需求，并及时满足。

（5）调节光线，开启地灯，关闭大灯。

四、关门退出

护理员轻步退出房间，轻手关门。

💡 | 注意事项 |

（1）老年人睡前，卧室应适当通风换气，避免空气浑浊或异味影响睡眠。
（2）被褥薄厚随季节调整。
（3）枕头不宜太高或太低，软硬度适中。

知识链接

一、老年人睡眠的生理特点

随着年龄的增长，肌体结构和功能会发生退化，老年人的睡眠功能也会退化，老年人睡眠时间长短因人而异，觉醒后感觉精力充沛、情绪愉快即可，不强求千篇一律。但是由于老年人体力减弱，很容易感到疲劳，因此合理和科学的睡眠对老年人来说仍然十分重要。

（1）睡眠时间缩短。60～80岁的健康老年人，就寝时间平均为7～8小时，睡眠时间平均为6～7小时。

（2）老年人夜间容易觉醒，并且非常容易受到声、光、温度等外界因素以及自身老年病产生的干扰。

（3）浅睡眠时大脑未充分休息。老年人浅睡眠期增多，而深睡眠期减少，年龄越大，睡眠越浅。

（4）老年人容易早醒，睡眠趋向早睡早起。

二、老年人睡眠环境

老年人睡眠环境是指老年人睡眠的居室环境。居室环境包括位置、墙壁和窗帘颜色、声音、光线、温度、湿度、通风及其他（如蚊虫等）妨碍睡眠的因素。

三、老年人睡眠环境要求

1. 室内环境温湿度

老年人的体温调节能力差，夏季室内温度保持在 26～30℃，冬季室温保持在 18～22℃，相对湿度 50%～60% 为宜。

2. 声光和色彩

老年人睡眠易受声光的影响，居住环境要保持安静。老年人视觉适应力下降，光线过暗容易导致其看不清周围景物而发生跌倒、坠床等安全问题。夜间应有适当的照明设施，如夜灯或地灯。墙壁颜色要淡雅，避免老年人情绪兴奋或焦虑。

3. 通风

适当通风可调节室温并降低室内细菌数量，减少疾病发生概率。居室要经常通风以保证室内空气新鲜。

4. 室内设备

老年人居室内的设备应简单实用，靠墙摆放，家具的转角应尽量选择弧形，以免碰伤。

5. 卫生间

卫生间应靠近卧室，卫生间内设置坐便器并设有扶手，地面铺防滑砖。叮嘱老年人上床前排空大小便，避免和减少起夜对睡眠造成的影响。对于不能自理的老年人，在睡前将所需物品放置于适宜位置，如水杯、痰桶、便器等。

步骤二　观察并记录老年人异常睡眠

一、工作准备

（1）护理员准备。服装整洁，查阅既往照料记录，了解老年人近期状况。

（2）环境准备。居室整洁。

（3）老年人准备。老年人平卧在床上。

（4）物品准备。记录单、笔。必要时备被子、褥子、毛毯等。

二、协助入睡

护理员为老年人布置舒适的睡眠环境，协助老年人入睡。

三、观察睡眠

以老年人刘红（化名）的睡眠为例。护理员夜间 2 小时查房一次。做到走路轻、关门轻。观察刘红睡眠状况，护理员夜间 11 点查房老人仍未进入睡眠状态，整夜觉醒 4 次。夜间温度下降，护理员为老人增盖薄被。

四、沟通

护理员晨起巡视并询问刘红睡眠情况。刘红主诉：5 点起床，夜间睡眠差，感觉疲乏。

五、记录

交班本上记录内容：101－1 床，刘红，夜间睡眠差，夜间觉醒 4 次，每次睡眠时间 30~60 分钟。晨起感觉疲乏。加强观察和看护。

💡　| 注意事项 |

（1）夜间查房注意走路轻、关门轻，避免惊醒老年人。

（2）记录内容详细，字迹清楚。

知识链接

一、老年人良好睡眠习惯

（1）每天按时起床就寝（包括节假日）。午睡 30~60 分钟，不宜多睡。

（2）按时进食，晚餐吃少，不宜过饱。晚餐后或睡前不食用和饮用对中枢神经系统有兴奋作用的食物、饮料，减少饮水量。

（3）睡前洗漱，排空大小便，热水泡脚，穿着宽松睡衣。

（4）入睡前避免阅读有刺激性内容的书报、杂志。避免看情节刺激、激烈的电视节目，不要在床上读书、看报、看电视。睡前做身体放松活动，如按摩、推拿、静坐等。

（5）老年人有不愉快或未完成的事情用笔记录下来，减少就寝后惦念。

二、睡眠相关知识

1. 睡眠质量

睡眠质量是指在最佳睡眠时间，达到足够睡眠量，并且在半小时内入睡，基本不醒或醒后能够很快再次入睡。觉醒后感觉精力充沛，情绪愉快。

最佳睡眠时间：成年人一般为晚 10 点至次日清晨 6 点。老年人可稍提前，为晚 9 点至次日清晨 5 点。

睡眠量：成年人对睡眠的要求一般为 7~9 小时。老年人由于新陈代谢减慢，减少 1~3 小时，达到 6~7 小时即可。老年人睡眠质量不应以睡眠时间的长短来衡量，而应以是否消除了疲劳，精力是否充沛来评判。

2. 睡眠障碍

睡眠障碍指睡眠量不正常或睡眠中出现异常行为表现，也可以是睡眠和觉醒正常节律性交替发生紊乱。它可由多种因素引起，包括睡眠失调和异常睡眠。

睡眠障碍会导致大脑功能紊乱，对身体造成多种危害，严重影响身心健康，容易出现头晕、头痛、心慌、烦躁等现象，还可导致反应迟缓、记忆力减退、免疫力下降、易衰老，诱发多种疾病，例如心血管疾病、糖尿病、恶性肿瘤等。

3. 睡眠呼吸暂停

睡眠呼吸暂停指睡眠期间呼吸暂时停止。最常见的原因是上呼吸道阻塞，经常以大声打鼾、身体抽动或手臂甩动结束。睡眠呼吸暂停常伴有睡眠缺陷、白天打盹、疲劳以及心动过缓、心律失常或脑电图觉醒状态。

睡眠呼吸暂停的一般原因分为中枢性暂停、阻塞性暂停，以上气道阻塞导致呼吸暂停多见。长期上气道阻塞也可引起中枢性暂停，这称为混合性暂停。

三、老年人睡眠观察要点

老年人睡眠观察主要包括以下三项。

1. 一般睡眠状况

入睡时间、觉醒时间和次数、总睡眠时长、睡眠质量等。

2. 异常睡眠状况

入睡困难、不能维持睡眠、昼夜颠倒、睡眠呼吸暂停、夜间阵发性呼吸困难、嗜睡等。

3. 异常睡眠记录内容

异常睡眠记录内容包括床号、姓名、睡眠一般情况（入睡时间、觉醒时间和次数、总睡眠时长、睡眠质量）、老年人主诉、异常睡眠的表现，有无采取措施帮助睡眠等。

考核评价

项目1-3 老年人的睡眠照料过程考核评价表

学员姓名		学号		班级		日期	

项目	考核项目	考核要求	配分	评分标准	得分
知识目标	老年人睡眠环境的要求和改善建议	熟悉老年人睡眠环境的要求和改善建议	15	老年人睡眠环境的要求和改善建议知识考核,错误1项扣3分	
	老年人睡眠的特点和睡眠观察要点	熟悉老年人睡眠的特点和睡眠观察要点	15	老年人睡眠的特点和睡眠观察要点知识考核,错误1项扣3分	
能力目标	为老年人布置睡眠环境	能够为老年人布置睡眠环境	25	为老年人布置睡眠环境操作关键不熟练,每项扣5分	
	观察老年人的睡眠状况,报告并记录异常变化	能够观察老年人的睡眠状况,报告并记录异常变化	25	观察老年人的睡眠状况,报告并记录异常变化操作关键不熟练,每项扣5分	
过程方法和社会能力	过程方法	(1)学会自主发现、自主探索的学习方法; (2)学会在学习中反思、总结,调整自己的学习目标,在更高水平上获得发展	10	在工作中能反思,有创新见解,能自主发现、自主探索,酌情得5~10分	
	社会能力	小组成员间团结、协作共同完成工作任务,养成良好的职业素养(工位卫生、工服穿戴等)	10	(1)工作服穿戴不全扣3分; (2)工位卫生情况差扣3分	
实训总结		你完成本次工作任务的体会(学到哪些知识,掌握哪些技能,有哪些收获):			
得分					

| **工作小结** | 老年人的睡眠照料工作小结

（1）我们完成这项学习任务后学到了什么知识、技能？

_____

_____

_____

_____

_____

_____

_____

（2）我们还有哪些地方做得不够好，我们要怎样努力改进？

_____

_____

_____

_____

_____

_____

_____

_____

_____

_____

项目四 老年人的清洁照料

任务描述

　　清洁的环境和身体，不仅可以使人感觉舒适，还可以起到预防疾病的目的。本章任务主要是培训护理员居室卫生清洁以及协助老年人做好基本身体清洁方面的能力，使被照料的老年人身心舒适，减少疾病的发生。

　　居室环境整洁，可以减少老年人疾病的发生。为老年人创造清洁、舒适的居室环境也是护理员的职责之一。

接受任务

个人卫生护理记录

姓 名： 　　　　性别： 　　　　年龄： 　　　　房间： 　　　　床号：

日期	头发	脸	手	脚	口腔	腋窝	会阴	擦澡	洗澡	洗衣	枕套	被罩	床单	晒被

主任签字： 　　　　　　　　　　　　　　　　责任人签字：

任务实施

步骤一 为老年人整理床单

一、工作准备

　　（1）环境准备。环境整洁。

　　（2）护理员准备。服装整洁，戴口罩、帽子。

　　（3）物品准备。扫床车1辆、床刷1把、刷套数个、脸盆2个（分别盛装洁净、污染的刷套）。

二、折叠棉被

将所用物放置于扫床车上，推车进入老年人居室。将棉被折叠成方块状，放置于床旁椅子上。将枕头放在棉被上。

三、整理床单

将一侧床头部位床单反折于床褥下压紧，再将床尾部床单抻平反折于床褥下。同样方法铺好床单另一侧，使床单平整紧绷于床褥上，如图4-1所示。

四、清扫床铺

取床刷套好刷套。从床头纵向扫床至床尾，每扫一刷要重叠上一刷的1/3，以免遗漏，如图4-2所示。

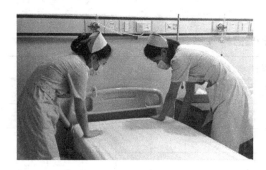
图4-1　绷紧床单

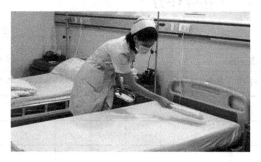
图4-2　扫床

五、整理

撤下刷套，放在另一脸盆中，整理枕头至蓬松，放置在床头。枕套开口面应向下，棉被放置于床尾。

 |注意事项|

(1) 护理员扫床需佩戴口罩。
(2) 床套在使用时每床一只，不可重复使用。
(3) 床套使用后可用含氯消毒剂浸泡30分钟，清洗晾干备用。

步骤二　为卧床老年人更换被服

一、　工作准备

(1) 环境准备。环境整洁，温湿度适宜。关闭门窗，必要时遮挡屏风。

(2) 护理员准备。服装整洁，戴帽子、口罩。

（3）老年人准备。老年人平卧于床上，盖好被子。

（4）物品准备。扫床车1辆、床刷1把、刷套数个、脸盆2个（分别盛装洁净、污染的刷套），清洁的床单、被罩、枕套数个。

二、沟通

备齐用物，推车进入老年人居室。向老年人解释，取得老年人配合，关闭门窗。

三、更换床单

（1）将物品按使用顺序码放在床尾椅子上（上层床单，中层被罩，下层枕套）。

（2）护理员站在床的右侧，一手托起老年人头部，一手将枕头平移向床的左侧，协助老年人翻身侧卧至床的左侧（背向护理员）盖好被子。必要时对侧安装床挡。从床头至床尾，松开近侧床单，将床单向上卷起直至塞入老年人身下，如图4-3所示。

（3）从脸盆中取刷套套在床刷上，靠近床中线清扫褥垫上的渣屑，从床头扫至床尾，每扫一刷要重叠上一刷的1/3，避免遗漏，如图4-4所示。

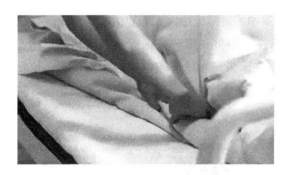
图4-3　卷起污床单

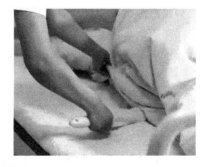
图4-4　扫床

（4）取清洁床单，床单的纵向中线对齐床中线，展开近侧床单平整铺于床褥上，余下的一半塞于老年人身下，分别将近侧床单的床头床尾部分反折于床褥下，绷紧床单，再将近侧下垂部分的床单平整塞于床褥下，如图4-5所示。

（5）枕头移至近侧，协助老年人翻转身体侧卧于清洁大单上（面向护理员）盖好被子。必要时近侧安装床挡。

（6）护理员转至床对侧，从床头至床尾松开床单，将床单向上卷起，再将污床单从床头、床尾向中间卷起放在污衣袋内，如图4-6所示。清扫褥垫上的渣屑（方法同前），撤下刷套，放在另一盆中。

（7）拉平老年人身下的清洁床单，平整铺于床褥上，方法同前。协助老年人平卧于床中线上。盖好被子。

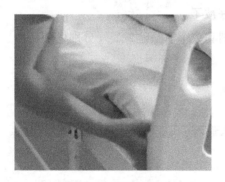

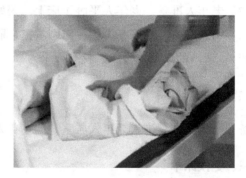

图4-5 折叠床单　　　　　　　　　　　图4-6 卷起污床单

四、更换被罩

（1）护理员站在床右侧，将盖于老年人身上的棉被两侧及被尾展开。打开被罩被尾开口端，一手揪住被罩边缘，一手伸入被罩中分别将两侧被胎向中间对折；一手抓住被罩被头部分，一手抓住被胎被头部分，将被胎呈S形从被罩中撤出，折叠置于床尾，如图4-7所示。被罩仍覆盖在老年人身体上。

（2）取清洁被罩平铺于污被罩上，被罩中线对准床中线。床罩的被头部分置于老年人颈部。打开清洁被罩被尾开口端，一手抓住棉胎被头部分将棉胎装入清洁被罩内，如图4-8所示，在被罩内将棉胎向两侧展开。从床头向床尾方向翻卷撤出污被罩，放在污衣袋内。

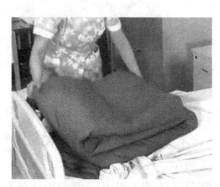

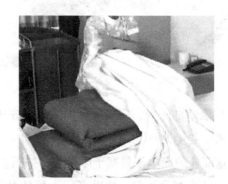

图4-7 折叠被胎　　　　　　　　　　　图4-8 装入棉胎

（3）棉被纵向两侧分别内折（成被筒），被尾向内反折至整齐。

五、更换枕套

（1）护理员一手托起老年人头部，另一手撤出枕头。

（2）将枕芯从枕套中撤出，将污枕套放在污衣袋内。

（3）在床尾部，取清洁枕套反转内面朝外，双手伸进枕套内撑开揪住两角，如图4-9（a）所示。

（4）抓住枕芯两角，反转枕套套好，如图4－9（b）所示。

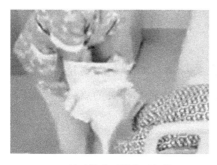
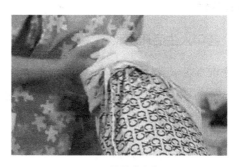

（a）清洁枕套反转内面朝外　　　　　　　　（b）反转枕套套好

图4－9　套枕套

（5）将枕头从老年人胸前放至左侧头部旁边，护理员右手托起老年人头部，左手将枕头拉至老年人头下适宜位置（必要时，为老年人更换衣裤），如图4－10所示。

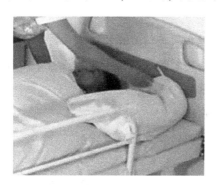
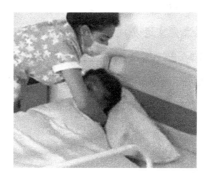

（a）枕头放置在左侧　　　　　　　　　　　（b）枕头拉至合适位置

图4－10　放置枕头

六、整理用物

护理员开窗通风，洗净双手。将更换下的被服统一洗涤、消毒。使用过的床套集中使用含氯消毒剂浸泡30分钟，清洗晾干备用。

💡 **注意事项**

（1）协助老年人翻身侧卧时，应注意老年人安全，防止坠床，必要时使用床挡。
（2）扫床时，每扫一刷要重叠上一刷的1/3，避免遗漏渣屑。
（3）一床一刷套，不可重复交叉使用。
（4）更换被罩时，避免遮住老年人口鼻。
（5）将棉胎装入被罩内，被头部分应充实，不可有虚沿。
（6）套好的枕头应四角充实，枕套开口面应向下。
（7）操作动作轻稳，不要过多暴露老年人身体，以免受凉。

知识链接

一、老年人生活环境照料

老年人居室是老年人休息和小范围活动的主要场所。为老年人创造安全、舒适、安静、整洁的环境，可以满足老年人生理、心理的需要，这是护理员的重要职责。

1. 老年人居室环境

1）老年人房间朝向选择

老年人房间适宜朝向南或东南方向，光线充足，有利于房间采光。房间应设有窗帘或百叶窗，便于老年人午休和晚间睡眠。

2）老年人房间设备的配备

家具简单实用，靠墙摆放，活动区域平坦宽敞，电线上墙，以免牵绊老年人。

3）卫生间设置

卫生间位置靠近房间，方便老年人使用。卫生间房门为推拉门或向外打开，便于老年人发生意外时进行急救。卫生间设置坐式马桶，马桶旁设有扶手，方便老年人自行起身和坐下。卫生用品放在老年人排便后伸手可取的地方。

4）老年人房间和卫生间应设置呼叫器或按铃

当老年人有需要时，能够迅速通知到护理员，使之得到有效帮助。

5）老年人的床具要求

床具应安全、牢固、固定、高矮适宜，方便老年人上下床，床垫软硬适中。

6）床上用品的要求

床单、被褥以棉织品为佳。床单平铺于床面，要求平整无皱褶。被褥松软舒适。荞麦皮枕芯高矮适度，一般高度为7～8厘米，可根据老年人习惯做适度调整。有颈椎病的老年人不宜枕得太高。被褥和枕芯应经常在日光下晾晒。

7）老年人经常活动的区域

走廊、楼梯边上应安装固定扶手，并且要求稳定、牢固。各种门口处地面不设门槛，台阶终止的边缘涂上颜色鲜艳的标记，以确保老年人行走安全。

2. 老年人居室采光

大多数老年人随年龄增长，视力逐渐下降。适宜的光线会使老年人视物舒适、清晰。

1）自然光源（即太阳光）

日间，老年人房间的窗户洁净明亮，阳光照入室内，可使老年人感受到温暖、明亮。但应注意阳光不能直射老年人的面部，以免晃眼，尤其在午睡时，应用窗帘适当遮挡光线。

2）人工光源（即灯光）

傍晚和夜间，开灯照明方便老年人活动和护理员进行晚间照料工作。在老年人睡眠时，可根据老年人习惯，关闭大灯并开启夜灯或地灯。老年人床头的灯光开关宜选择夜光开关，方便老年人使用。

3. 老年人室内温湿度

老年人的机体对环境温湿度的感知、调节能力下降，温度过高、过低都容易发生疾病。因此，应注意老年人室内温湿度的调节。老年人室内温度冬季以 18~22℃ 为宜，夏季以 26~30℃ 为宜，相对湿度以 50%~60% 为宜。

二、老年人居室卫生要求

1. 清扫整理室内卫生

清扫整理室内卫生时，应采用湿式清洁法。当清扫地面时，扫帚应沾湿再进行清扫。避免扬起灰尘。擦拭家具物品时，抹布也应清水浸湿，拧至半干状态再进行擦拭。墙壁灰尘不要用毛掸子清理，以免灰尘飞扬，可用潮湿毛巾包裹毛掸子，边轻轻蘸取边转动掸子。将拖把刷洗干净，挤压出多余水分，再进行地面擦拭。抹布、拖把均应洗净、悬挂晾干，保持清洁干燥状态备用。物品摆放位置固定，方便老年人记忆和使用。老年人居室卫生应每日清扫，每周进行一次大扫除。

2. 清扫整理床铺

老年人每日晨起、午睡后，护理员要进行老年人床铺的清扫整理。床铺表面要求做到平整、干燥、无渣屑。扫床时，扫床刷要套上刷套（刷套需浸泡过 500 毫克/升浓度的含氯消毒液，以挤不出水为宜），一床一套，不可混用。

对于卧床的老年人，护理员还应注意在三餐后、晚睡前进行床铺的清扫整理，避免食物的残渣掉落在床上，造成老年人卧位不适以及引发压疮。

3. 经常通风，保持室内空气清新

老年人的居室应每日开窗，通风换气，减少异味，增加舒适感。春秋季节，至少每日晨起、午睡后进行通风，每次 30 分钟。冬季天气寒冷，可相对缩短换气时间，约 10 分钟即可。通风时，注意做好房间内老年人的保暖。卧床老年人床上排便后，应及时通风换气。

三、更换被服要求

（1）每周定期为老年人更换被服（被服包括被罩、床单、枕套）。

（2）若被服被尿、便、呕吐物、汗液等污染，应立即更换。

（3）老年人的被褥应经常拿到室外晾晒。

步骤三 为老年人清洁口腔

一、工作准备

（1）环境准备。室内环境清洁，温湿度适宜。
（2）护理员准备。服装整洁，洗净双手。
（3）老年人准备。老年人平卧于床上。
（4）物品准备。水杯1个、吸管1根、弯盘或小碗1个、毛巾1条，必要时备润唇膏1支。

二、沟通

向老年人解释，以取得配合。

三、摆放体位

协助老年人取侧卧位，抬高头胸部；或半坐卧位，头面部侧向护理员。将毛巾铺在老年人颌下及胸前部位，避免水渍打湿枕巾、被褥。将弯盘或小碗置于口角旁。

四、协助漱口

水杯内盛接2/3杯清水，递到老年人口角旁。老年人直接含饮或用吸管吸引漱口水至口腔后闭紧双唇，用一定力量鼓动颊部，使漱口水在牙缝内外来回流动冲刷。倾吐漱口水至口角边的弯盘或小碗中，反复多次直至口腔清爽。为老年用毛巾擦干口角水痕，必要时涂擦润唇膏。

五、整理用物

整理床单位，清理用物，放回原处。

💡 | 注意事项 |

（1）每次含漱口水的量不可过多，避免发生呛咳或误吸。
（2）卧床老年人漱口时，口角边垫好毛巾避免打湿被服。

步骤四 协助老年人刷牙

一、工作准备

（1）环境准备。室内环境清洁，温湿度适宜。
（2）护理员准备。服装整洁，洗净双手。

（3）老年人准备。老年人平卧于床上。

（4）物品准备。牙刷 1 把、牙膏 1 支、漱口杯 1 个、毛巾 1 条、橡胶单（或塑料布）1 块、脸盆 1 个，必要时备润唇膏 1 支。

二、沟通

携用物至老年人床旁，向老年人解释，以取得合作。

三、摆放体位

协助老年人采取坐位，将橡胶单铺在老年人面前，放稳脸盆。

四、指导刷牙

在牙刷上挤好牙膏，水杯中盛接 2/3 杯清水。递给老年人水杯及牙刷，叮嘱老年人身体前倾，先饮一小口水漱口，湿润口腔，再进行刷牙。上下牙齿咬合，采用竖刷法刷洗牙齿外侧面；张开口腔，上牙从上向下刷，下牙从下向上刷，刷洗牙齿侧面；螺旋形刷洗牙齿咬合面。还可用刷毛轻轻按摩牙龈，刷牙时间不少于 3 分钟。刷牙完毕，含水再次漱口。用毛巾擦净老年人口角水痕。

五、整理用物

撤去用物。根据老年人需要保持坐位或变换其他体位。必要时涂擦润唇膏。

💡 | 注意事项 |

（1）脸盆放稳，避免打湿床铺。
（2）刷牙时叮嘱老年人动作轻柔，以免损伤牙龈。

步骤五　使用棉棒擦拭清洁口腔

一、工作准备

（1）环境准备。环境整洁，温湿度适宜。

（2）护理员准备。服装整洁，洗净并温暖双手，必要时戴口罩。

（3）老年人准备。老年人平卧于床上。

（4）物品准备。漱口杯 1 个、大棉棒 1 包、毛巾 1 条、污物碗 1 个，必要时备润唇膏 1 支。

二、沟通

向老年人解释，以取得配合。

三、摆放体位

备齐用物，携至床旁。协助老年人采取侧卧位或平卧位，头偏向一侧（朝向护理员）。毛巾铺在老年人颌下及胸前，污物碗置于枕边。

四、擦拭口腔

每次取一根棉棒蘸适量漱口水擦拭口腔一个部位。首先擦拭口唇；叮嘱老年人牙齿咬合，擦拭牙齿外侧面（由内而外纵向擦拭至门齿）；叮嘱老年人张开口腔，分别擦拭牙齿各内侧面、咬合面；轻轻按压牙龈；分别擦拭两侧颊部；最后逐步擦拭上颚、舌面、舌下，如图4-11所示。叮嘱老年人再次张口，检查口腔是否擦拭干净。用毛巾擦净老年人口角水痕。

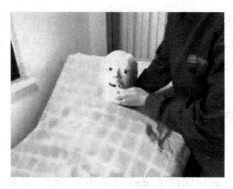

图4-11　用棉棒擦拭口腔

五、整理用物

撤去用物，整理床单位，必要时口唇涂擦润唇膏。

 注意事项

（1）棉棒蘸水后在杯壁上轻轻挤压，以免与牙齿接触后，漱口水挤出，引起老年人呛咳。

（2）一个棉棒只可使用一次，不可反复蘸取漱口水使用。

（3）擦拭上腭及舌面时，位置不可以太靠近咽部，以免引起老年人恶心、不适。

知识链接

一、老年人口腔健康的标准

世界卫生组织制定的有关老年人口腔健康的标准是老年人应保证有20颗以上牙齿，才能够满足口腔健康功能的需要。世界卫生组织制定的牙齿健康标准具体包括：牙齿要清洁、没有龋齿、没有疼痛感，牙龈的颜色为正常的粉红色、没有出血的现象。

二、口腔清洁的重要性

正常人的口腔内存在一定数量的细菌、微生物，当健康状况良好时，饮水、刷牙等活动对细菌可起到一定的清除作用。老年人，尤其是在患病的老年人，抵抗力下降；饮水少，进食少，消化液分泌减少，对口腔内细菌的清除能力下降；进食后食物残渣滞留。口腔内适宜的温度、湿度使细菌大量繁殖，易引起口腔内局部炎症、溃疡、口臭及其他并发症。

三、保持口腔健康的方法

（1）保持口腔卫生，每天坚持早晚刷牙，饭后漱口。

（2）选择刷毛硬度适中的牙刷，定期（不超过3个月）更换牙刷，并使用正确的刷牙方法。

（3）经常按摩牙龈。用洗干净的手指直接在牙龈上按摩，按摩时按压和旋转运动相结合，重复10~20次，牙龈的外面和里面都应进行按摩。

（4）经常叩齿。叩齿能够促进下颌关节、面部肌肉、牙龈和牙周的血液循环，叩齿能锻炼牙周围的软硬组织，并坚固牙齿。

（5）定期到医院进行口腔检查。牙痛要请医生帮助查明原因，对症治疗。

（6）戴有假牙的老年人进食后、晚睡前应将假牙清洁干净。睡前将假牙摘下，放入清水中浸泡，定期用专用清洁剂进行清洗。

（7）改掉不良嗜好。如吸烟、用牙齿拽东西、咬硬物等。合理补充牙齿所需的钙、磷等，少吃含糖食品，多吃新鲜蔬菜，增加牛奶和豆制品的摄入量。全身健康也可促进牙齿健康。

四、老年人的几种口腔清洁方法

1. 自理、半自理老年人的口腔清洁方法

自理老年人和上肢功能良好的半自理老年人可以通过漱口、刷牙的方法清洁口腔。

2. 不能自理老年人的口腔清洁方法

不能自理的老年人需要护理员协助做好口腔清洁。可采用棉棒擦拭法。对于体弱、卧床、牙齿脱落，但意识清楚的老年人，也可通过漱口达到清洁口腔的目的。

步骤五　为老年人摘戴义齿

一、工作准备

（1）环境准备。环境整洁，温湿度适宜。关闭门窗，必要时遮挡屏风。

（2）护理员准备。服装整洁，洗净并温暖双手，必要时戴口罩。

（3）老年人准备。老年人采取坐位或卧位。

（4）物品准备。水杯1个、纱布数块。

二、沟通

向老年人解释，以取得配合。

三、摘取义齿

护理员叮嘱老年人张口，一手垫纱布轻轻拉动义齿基托将义齿取下。上牙轻轻向外下方拉动，下牙轻轻向外上方拉动。上下均为义齿的，先摘取上方，再摘取下方。清洗义齿后将其放于清洁冷水杯中存放。

四、佩戴义齿

护理员将盛装义齿的水杯在流动自来水下冲洗后，放于老年人床头桌上。叮嘱老年人张口，一手垫纱布取义齿，轻轻上推义齿基托将义齿戴上。叮嘱老年人上下齿轻轻咬合数次，使义齿与牙组织完全吻合。

 | 注意事项 |

(1) 对意识不清的老年人应将义齿取下，刷洗干净，放于清洁冷水杯内保存。
(2) 义齿不可浸泡在热水、酒精中保存。
(3) 佩戴义齿的老年人不宜咀嚼过硬或过黏的食物。
(4) 摘戴义齿，不可用力过大，以免损伤老年人牙龈。摘取不下来时可轻推卡环。
(5) 佩戴义齿时叮嘱老年人不要用力咬合，以防卡环变形或义齿折断。

知识链接

一、义齿的概念和作用

义齿是牙齿脱落或拔除后镶补的假牙。义齿可以使老年人恢复咀嚼、发音等功能，并能保持形象美观。覆盖义齿是指义齿的基托覆盖并支持在已经治疗的牙根与牙冠上的一种全口义齿或可摘局部义齿。上义齿的底座要覆盖上腭（口腔的顶部），下义齿的底座则是马蹄形，如图4-12所示。

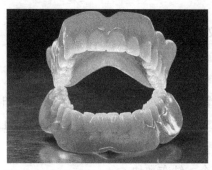

图4-12　义齿

二、老年人佩戴义齿的注意事项

（1）老年人佩戴义齿时要注意经常清洗义齿，保持洁净。

（2）佩戴义齿不宜吃太硬或黏性较大的食物，以防造成义齿损坏或脱落。

（3）全口托牙初戴时，咀嚼食物应由软到硬、由少到多逐步适应，以免损伤口腔黏膜。

（4）定期复查，应每半年或一年到专业医院复查一次，确保义齿佩戴舒适。

三、义齿的摘取和佩戴方法

（1）应在每次进食后和晚睡前取下并清洗义齿，以便让口腔组织得到休息。

（2）摘取、佩戴义齿时，均不可用力太猛，以免造成义齿卡环的折断、变形或损伤牙龈。

（3）上下均有义齿时，一般先摘取上面，再摘取下面。

步骤六　为老年人清洁义齿

一、工作准备

（1）环境准备。环境整洁，温湿度适宜。关闭门窗，必要时遮挡屏风。

（2）护理员准备。服装整洁，洗净双手。

（3）物品准备。义齿1个、水杯1个、软毛牙刷1把、自来水设备、假牙清洁片（见图4－13）、纱布数块。

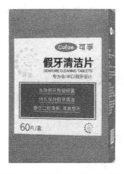

图4－13　义齿清洁用具假牙清洁片

二、刷洗义齿

护理员在晚间或老年人睡前协助其取下义齿，放置于水杯中，打开水龙头，手垫纱布捏住义齿，右手用牙刷刷去义齿上的食物残屑并冲洗干净。

三、浸泡义齿

护理员刷洗水杯，取义齿清洗剂 5～10 毫升倒入杯中，加入温水至液面浸没义齿。未使用义齿清洗剂可直接在水杯中盛装清洁冷水，将义齿浸泡其中，如图 4-14 所示。

四、刷洗义齿

次日，用流动水冲洗，同时用牙刷刷去义齿上浮垢至清洁，再协助老年人戴上义齿。

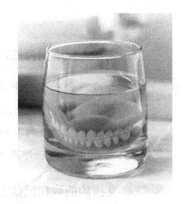

图 4-14 浸泡义齿

 注意事项

(1) 刷洗义齿的牙刷的刷毛不可太过坚硬，以免损伤义齿表面。
(2) 义齿的各个面均应刷洗干净。

知识链接

义齿清洗、存放原则如下。
(1) 应在流动清水下刷洗义齿。
(2) 用义齿专用清洗液浸泡、清洗义齿，可消除义齿牙缝、牙面的牙垢，减少菌斑附着，再用清水冲净。
(3) 不能用热水浸泡义齿，以免造成义齿变形；不能用酒精擦洗义齿，否则义齿易产生裂纹；不能用坚硬毛刷刷义齿，否则易损伤义齿表面结构。
(4) 义齿应放在清洁的冷水杯中保存。

步骤七 为老年人晨间梳洗

一、工作准备

(1) 环境准备。环境整洁，温湿度适宜。关闭门窗，必要时遮挡屏风。
(2) 护理员准备。服装整洁，洗净双手。
(3) 老年人准备。老年人平卧于床上。
(4) 物品准备。脸盆（内盛1/2盆40℃的温水）1个、毛巾1条、香皂1块、润肤油1盒、梳子1把、床旁椅子1把。

二、沟通

护理员携带用物至老年人床旁，将脸盆放在床旁椅子上。向老年人解释准备洗漱，以取得合作。老年人取坐位或卧位。

三、协助洗脸

护理员将毛巾围在老年人胸前，一手扶住老年人肩部，一手用清水将老年人面部打湿并涂擦香皂，反复多次用清水将老年人面部皂液洗净，取毛巾擦干面部。

四、协助洗手

护理员牵拉老年人一只手臂于水盆上，用水打湿，涂擦香皂。反复多次用水将老年人手臂皂液洗净并擦干。在面部和双手涂擦润肤油。

五、协助梳头

（1）坐位梳头。护理员将毛巾围于老年人肩上将头发散开，左手压住发根，右手梳理头发至整齐。头发较长不易梳通时，可分段梳理，先梳理靠近发梢的一段，如图4-15所示。梳理通顺后，再从发根梳理至发梢。

（2）卧位梳头。护理员一手托起老年人头部，一手将毛巾铺在枕巾上。叮嘱并协助老年人头偏向一侧，梳理方法同前。梳完一侧，将头部转向另一侧，用同样方法梳理另一侧至整齐。护理员一手托起老年人头部，一手将毛巾卷起撤下。

六、整理用物

整理床单位。倾倒污水，抖落毛巾上的头屑及脱落的头发，清洗毛巾，晾干备用。

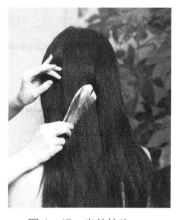

图4-15　坐位梳头

 注意事项

（1）水温不可过热，以防烫伤。
（2）脸盆摆放平稳，避免打湿被褥和衣物。
（3）梳理动作要轻稳，不可以强拉硬拽。
（4）头发缠绕成结不易梳通时，可蘸水或涂抹少量酒精润湿后再小心梳理。
（5）头发较长者可分段梳理，先梳理靠近发梢的一段，梳通后，再由发根梳理至发梢。

步骤八　为老年人进行坐位洗发

一、工作准备

（1）环境准备。环境整洁，温湿度适宜。关闭门窗，必要时遮挡屏风。
（2）护理员准备。服装整洁，洗净双手。

（3）老年人准备。老年人坐在椅子上。

（4）物品准备。毛巾1条、洗发液1瓶、梳子1把、脸盆1个、暖瓶1只、水壶1个（盛装40~45℃温水）、方凳1个，必要时备吹风机1个。

二、沟通

向老年人解释，以取得配合。备齐用物，携用物至床旁。

三、摆放体位

协助老年人取坐位，颈肩围上毛巾，面前方凳上放置脸盆，叮嘱并协助老年人双手扶稳盆沿，低头闭眼，头部位于脸盆上方。

四、协助洗发

护理员一只手持水壶缓慢倾倒，另一只手揉搓老年人头发至全部淋湿。头发上涂擦洗发液，双手指腹揉搓头发、按摩头皮（力量适中，揉搓方向由发际向头顶部）。同时观察并询问老年人有无不适。一只手持水壶缓慢倾倒，另一只手揉搓头发至洗发液全部冲洗干净。

五、擦干头发

取颈肩部毛巾擦干面部及头发，必要时用吹风机吹干头发，将头发梳理整齐。

六、整理用物

协助老年人上床休息，整理用物。

💡 **注意事项**

（1）洗发过程中，观察并询问老年人有无不适，以便及时调整操作方法。
（2）注意室温、水温变化，及时擦干头发，防止老年人着凉。
（3）洗发动作轻快，减少老年人的不适和疲劳。

步骤九　为老年人床上洗发

一、工作准备

（1）环境准备。环境整洁，温湿度适宜。关闭门窗，必要时遮挡屏风。
（2）护理员准备。服装整洁，洗净双手。
（3）老年人准备。老年人平卧于床上。
（4）物品准备。洗头器1个、毛巾1条、洗发液1瓶、梳子1把、暖瓶1个、水壶或水杯（盛装 40~45℃温水）1 个、污水桶 1 个，必要时备吹风机 1 个。

二、沟通

评估老年人身体状况、疾病情况，是否适宜床上洗头。向老年人解释，询问老年人是否需要洗发，以取得配合。备齐用物，携带用物至床旁。

三、放置洗头器

护理员一只手托起老年人头部，另一只手撤去枕头，放置简易洗头器，使老年人脖颈枕于简易洗头器凹槽上，洗头器排水管下接污水桶。在颈肩部围上毛巾。

四、床上洗发

护理员一只手持水壶缓慢倾倒，另一只手揉搓头发至全部淋湿。头发上涂擦洗发液，双手指腹揉搓头发、按摩头皮（力量适中，揉搓方向由发际向头顶部）。同时观察并询问老年人有无不适。揉搓完毕，一只手持水壶缓慢倾倒温水，另一只手揉搓头发至洗发液全部冲洗干净，如图 4-16 所示。

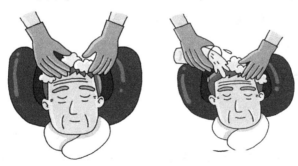

图 4-16　用洗头器洗发

五、擦干头发

护理员取老年人颈肩部毛巾擦干老年人面部水痕，再用毛巾包裹头部，撤去简易洗头器，充分擦干头发，垫好枕头，必要时用吹风机吹干头发，将老年人头发梳理整齐。

六、整理用物

整理床单位，倾倒污水，用物放回原处备用。

💡 |注意事项|

(1) 洗发过程中，观察并询问老年人有无不适，以便及时调整操作方法。

(2) 注意室温、水温变化，及时擦干头发，防止老年人着凉。

(3) 洗发动作轻快，减少老年人的不适和疲劳。

(4) 防止水流入眼、耳内或打湿被服。如果打湿，及时更换。

知识链接

一、老年人日常头发梳理

老年人一夜醒来，头发凌乱，不可以用力、粗鲁地从上到下一次性梳发，否则很容易扯断头发，伤到头皮。正确的做法应该是先握住头发中段，先把发梢慢慢梳开，然后再从头皮往下将头发梳理整齐。

二、老年人洗发要求

人的头发每天都会沾上许多灰尘和细菌，老年人应注意及时清洗头发，保持头发的清洁。油性发质的老年人在春秋季可2~3天洗发一次，夏季可1~2天洗发一次，在冬季可每周洗发1~2次。干性发质的老年人在春夏季可4~5天洗发一次，在秋冬季可7~10天洗发一次。

老年人洗发的水温过低，容易使头部受凉，从而引起感冒。水温太高了则会损伤头皮，一般水温控制在40~50℃之间比较合适。洗发时应用指腹揉搓头发，不仅有疏通脉络、活血按摩的作用，也可以避免指甲伤及头皮而产生过多头屑。洗发后要及时用毛巾擦干头发或使用吹风机吹干，避免着凉。

三、老年人头发的养护方法

1. 保持乐观的精神

不良情绪对头发健康的影响很大。乐观的心态会促使人体分泌出大量的有益激素和乙酰胆碱酶等物质，这些物质可以把人体各个系统的功能调节到最佳状态，提高人体的免疫功能，发质也会变好。所以，老年人要经常保持乐观的心态。

2. 加强身体锻炼

老年人经常参加身体锻炼，能起到改善血液循环、增强体质的作用。体质增强了，头发的健康也就自然有了保障。

3. 多吃对头发有益的食品

对头发有益的食品主要包括以下几种。

(1) 含碘类食品，主要有海带、紫菜等，碘可以使人的头发变得乌黑发亮。

(2) 有助于合成黑色素的食品，主要有菠菜、西红柿、马铃薯、柿子等，这些食物中含有较多的铜、铁等元素，这些元素是头发合成黑色素时不可缺少的物质。

(3) 有助于头发生长的食品，主要有大豆、花生、芝麻等，其中含有丰富的胱氨酸、甲硫氨酸等物质，这些物质是头发的重要成分。

(4) 富含头发生长所需维生素的食品，主要有胡萝卜、南瓜、鲜枣、卷心菜、糙米、草莓、柑橘等，这些食品中含有头发生长所需的各种维生素，常食用可预防头发变黄、变枯。

4. 经常梳头

经常梳理头发，不但可以加快头发根部的血液循环，起到坚固发根的作用；还能起到提神醒脑、防止大脑衰退、增强记忆力的作用。在各类梳子中，竹制的密齿梳子最好，牛角梳子和木梳子次之，塑料梳子最差。老年人可在每天早晨起床后和晚上睡觉前各梳头一次，每次梳 5～10 分钟。其顺序是：先从额头往脑后梳 2～3 分钟，再从左鬓往右鬓梳 1～2 分钟，然后从右鬓往左鬓梳 1～2 分钟，最后低下头，由枕部发根处往前梳 1～2 分钟，以梳致头皮有热胀感为止。老年人在梳头时不可用力过大，更不可硬拉，只要用梳齿轻轻地接触头皮即可，以免损伤头皮的毛囊或划伤皮肤。

5. 经常进行头部按摩

老年人应经常对头部进行按摩。其方法是：可在每天早晨起床后、午休前和晚上睡觉前，用十指（稍屈）的指尖和指腹自额上发际开始，由前向后经头顶至脑后发际，边梳头边按摩头皮，每次按摩 10～15 分钟，然后再将两手向两边分开，按摩两鬓的皮肤，每次按摩 5～10 分钟。坚持按摩可以起到预防或减轻老年性脱发的作用。

6. 尽量减少染发、烫发的次数

频繁的染发、烫发会使发质受损，使头发易断裂，变得粗糙、易分叉。应以每年染、烫各一次为宜。且老年人应将染发、烫发分开进行，二者之间最好相隔 3 日以上，否则会给头发造成较大的损害。另外，老年人应减少使用吹风机吹发的频率，需要尽快吹干头发时，尽量用干毛巾吸走头发上的水分，再使用吹风机将温度、风力调至中低挡位进行吹风，以减小对头发的损害。

步骤十　协助老年人沐浴

一、工作准备

（1）环境准备。环境整洁，将浴室温度调节为 24～26℃ .关闭门窗，放好洗澡椅，地面放置防滑垫。

（2）护理员准备。护理员更换短袖上衣、短裤，洗净双手。

（3）物品准备。沐浴设施、毛巾 1 条、浴巾 1 条，浴液 1 瓶，洗发液 1 瓶，清洁衣裤 1 套、梳子 1 把、洗澡椅 1 把（见图 4-17），防滑拖鞋 1 双或防滑垫 1 块。必要时备吹风机 1 个。

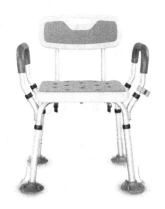

图 4-17　洗澡椅

二、沟通

评估老年人身体状况、疾病情况，判断其是否适宜淋浴。征得老年人同意后，备齐用物。搀扶（或用轮椅运送）老年人穿着防滑拖鞋进入浴室。

三、坐稳洗浴

（1）调节水温，先开冷水开关，再开热水开关（单把手开关由冷水向热水一侧调节），调节水温约40℃左右为宜（伸手触水，温热不烫手）。

（2）护理员协助老年人脱去衣裤（一侧肢体活动障碍时，应先脱健侧，再脱患侧），搀扶老年人在洗澡椅上坐稳，叮嘱老年人双手握住洗澡椅扶手，如图4-18所示。

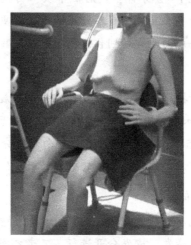

图4-18 坐稳沐浴

（3）洗发。叮嘱老年人身体靠紧椅背，头稍后仰，持花洒淋湿老年人头发，为老年人涂擦洗发液，双手指腹揉搓头发、按摩头皮（力量适中，揉搓方向由发际向头顶部）。同时观察并询问老年人有无不适。再用花洒将洗发液全部冲洗干净。关闭开关，并用毛巾擦干老年人面部和头发。

（4）清洗身体。手持花洒淋湿老年人身体，由上至下涂抹浴液，涂擦颈部、耳后、胸腹部、双上肢、背部、双下肢，然后擦洗会阴和臀部、双足。轻轻揉搓肌肤。最后护理员冲净双手，取少量浴液为老年人清洁面部，再用花洒将面部和全身浴液冲洗干净。关闭开关。

四、擦干更衣

（1）护理员用毛巾迅速擦干老年人面部和头发，用浴巾包裹老年人身体。

（2）协助老年人更换清洁衣裤（一侧肢体活动障碍时，应先穿患侧，再穿健侧），搀扶（或用轮椅运送）老年人回屋休息。

五、整理用物

护理员将用物放回原处，开窗通风。擦干浴室地面，清洗浴巾、毛巾和老年人换下的衣裤。

注意事项

(1) 老年人身体状况较好，要求单独洗浴时，浴室不要锁门，可在门外把手上悬挂示意标牌。护理员应经常询问是否需要帮助。
(2) 浴室地面应放置好防滑垫，叮嘱老年人穿着防滑拖鞋，以防老年人滑倒。
(3) 先调节水温再协助老年人洗浴。调节水温时，先开冷水后开热水。
(4) 老年人淋浴时间不可过长，水温不可过高，以免发生头晕等不适。
(5) 淋浴应安排在老年人进食 1 小时之后，以免影响消化吸收。
(6) 淋浴过程中，随时询问和观察老年人的反应，如有不适，应迅速结束操作，告知专业医护人员。

步骤十一 协助老年人盆浴

一、工作准备

(1) 环境准备。环境整洁，调节浴室温度为 24~26℃。浴盆中放 1/3~1/2 的水，水温约 40~45℃（手伸进水中，温热不烫手），浴盆内放置防滑垫。关闭门窗，地面放防滑垫。

(2) 护理员准备。护理员更换短袖上衣、短裤，洗净双手。

(3) 物品准备。浴盆、毛巾 2 条、浴巾 1 条、浴液 1 瓶、洗发液 1 瓶、清洁衣裤 1 套、梳子 1 把、座椅 1 把，必要时备吹风机 1 个。

二、沟通

评估老年人身体状况、疾病情况，判断其是否适宜盆浴。征得老年人同意后，备齐用物。搀扶（或用轮椅运送）老年人穿着防滑拖鞋进入浴室。

三、脱衣洗浴

(1) 护理员协助老年人脱去衣裤（一侧肢体活动障碍时，应先脱健侧，再脱患侧），搀扶老年人进入浴盆坐稳，叮嘱老年人双手握住扶手或盆沿。

(2) 洗发。护理员叮嘱老年人头稍后仰，手持花洒淋湿头发，为老年人涂擦洗发液，双手指腹揉搓老年人头发、按摩头皮（力量适中，揉搓方向由发际向头顶部）。同时观察并询问老年人有无不适，再用花洒将洗发液全部冲洗干净。

(3) 洗浴身体。浸泡身体后放掉浴盆中的水，由上至下涂抹浴液，涂擦颈部、耳后、胸腹部、双上肢、背部、双下肢，然后擦洗会阴和臀部、双足。轻轻揉搓肌肤。最后护理员冲净双手，取少量浴液为老年人清洁面部，再用花洒将面部和全身浴液冲洗干净，关闭开关。

四、擦干更衣

护理员用毛巾迅速擦干老年人面部和头发，用浴巾包裹身体，协助老年人出浴盆。擦干身体坐在浴室座椅上，协助老年人更换清洁衣裤（一侧肢体活动障碍时，应先穿患侧，后穿健侧），搀扶（或用轮椅运送）老年人回床休息。

五、整理用物

护理员将用物放回原处，开窗通风。刷洗浴盆，擦干浴室地面，清洗浴巾、毛巾和老年人换下的衣裤。

💡 | **注意事项** |

（1）浴盆内应放置防滑垫，以防老年人滑倒。
（2）老年人盆浴时间不可过长，水温不可过高，水量不可过多，以免引起不适。
（3）协助老年人盆浴时，随时询问和观察老年人的反应，如有不适，应立即结束。

步骤十二 为老年人床上擦浴

一、工作准备

（1）环境准备。环境整洁，将浴室温度调节为 24～26℃，将水温调节为 40～45℃（手伸进水中，温热不烫手）。关闭门窗，遮挡屏风。

（2）护理员准备。护理员衣着整齐，洗净双手。

（3）老年人准备。老年人平卧于床上。

（4）物品准备。脸盆 3 个（身体、臀部、脚各 1 个）、毛巾 3 条（身体、臀部、脚各 1 条）、方毛巾 1 条、浴巾 1 条、浴液 1 瓶、橡胶单 1 块、清洁衣裤 1 套、暖瓶 1 个、污水桶 1 个、橡胶手套 1 副。

二、沟通

评估老年人身体状况、疾病情况，判断是否适宜在床上擦浴。对神志清楚的老年人要征得其同意，以取得配合。备齐用物携至床旁（多人同住一室时，用屏风遮挡）。在脸盆内盛装 40～45℃温水，协助老年人脱去衣裤，盖好被子。

三、顺序擦浴

1）擦洗面部，将浴巾覆盖在枕巾和胸前被子上

（1）擦洗眼睛。护理员将方毛巾浸湿后拧干，横向对折再纵向对折。用对折后的小毛巾的四个角分别擦洗双眼的内眼角和外眼角。

（2）方毛巾包裹在手上。包裹方法：方毛巾的左右两边绕开拇指折向手心，前端下垂部分对齐折向手掌，并掖于掌根毛巾边缘内，涂上浴液进行擦拭。

①额部。额部由额中间先向左再向右分别擦洗。

②鼻部。由鼻根擦向鼻尖。

③面颊。由鼻翼一侧向下至鼻唇部横向擦，沿一侧唇角向下，再横向擦颏，顺向斜上方擦拭颊部，用同样方法擦拭另一侧。

④颈部。由中间先向左再向右擦洗。

洗净方毛巾，用同样手法擦净脸上浴液，再用浴巾擦干脸上的水气，如图4-19所示。

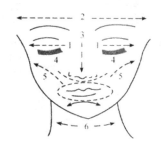

图4-19　面部擦拭顺序示意图

2）擦拭手臂

暴露老年人近侧手臂，护理员将浴巾半铺半盖于手臂上，方毛巾涂上浴液，打开浴巾，由前臂向上臂擦拭。擦拭后浴巾遮盖，洗净方毛巾。同样手法擦净上臂浴液，再用浴巾包裹沾干手臂上的水，被子盖严手臂。用同样手法擦拭另一侧手臂，如图4-20所示。

3）擦拭胸部

护理员将老年人被子向下折叠暴露胸部，用浴巾遮盖胸部。洗净方毛巾包裹在手上，涂上浴液，打开浴巾由上向下擦拭胸部及两侧，注意擦净皮肤褶皱处（如腋窝，女性乳房下垂部位），擦拭后用浴巾遮盖，洗净方毛巾，用同样手法擦净胸部浴液，再用浴巾沾干胸部的水。如图4-21所示。

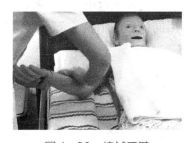

图4-20　擦拭手臂

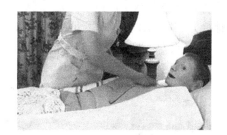

图4-21　擦拭胸部

4）擦拭腹部

护理员将老年人被子向下折至大腿上部，用浴巾遮盖胸腹部，洗净方毛巾包裹在手上，涂上浴液，打开浴巾下角暴露腹部，顺时针螺旋形擦拭腹部和两侧腰部，擦拭后用浴巾遮盖，洗净方毛巾，用同样手法擦净腹部浴液，再用浴巾沾干腹部的水，如图4-22所示。盖好被子。

5）擦拭背臀部

护理员协助老年人翻身侧卧，背部朝向护理员，将被子向上折起暴露背臀部。浴巾铺于背臀下，向上反折遮盖背臀部。洗净方毛巾包裹在手上，涂上浴液，打开浴巾暴露背臀部，由腰骶部沿脊柱向上至肩颈部，再螺旋向下擦洗背部一侧，用同样方法擦洗另一侧。分别环形擦洗两侧臀部，擦拭后用浴巾遮盖，洗净方毛巾，用同样手法擦净背臀部浴液，再用浴巾沾干背臀部的水，如图4-23所示。撤去浴巾，协助老年人采取平卧位，盖好被子。

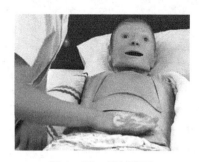 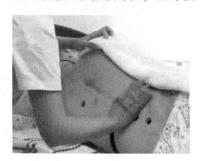

图4-22 擦拭腹部   图4-23 擦拭背臀部

6）擦洗下肢

暴露一侧下肢，浴巾半铺半盖。洗净方毛巾并包裹在手上，涂上浴液，打开浴巾暴露下肢，一手扶住老年人下肢的踝部呈屈膝状，另一手由小腿方向进行擦洗，擦拭后用浴巾遮盖，洗净方毛巾，用同样手法擦净下肢浴液，再用浴巾擦干下肢的水。用同样手法擦洗另一侧下肢，如图4-24所示。

在上述操作过程中，边擦拭边观察老年人有无不适，并随时添加热水保持水温和更换清水。

7）清洗足部

护理员更换水盆（脚盆）。将40~45℃的温水盛装至水盆的1/2处。将老年人被子的被尾向左侧打开暴露双足，取软枕垫支撑在老年人膝下。足下铺橡胶单，水盆放在橡胶单上，将老年人左足在水中浸湿，抬起涂擦浴液并揉搓，再放入水盆中浸泡，擦洗干净（注意洗净趾缝），用专用毛巾擦干足部，放入被子内。用同样手法清洗右侧足部，如图4-25所示。撤去水盆、橡胶单，盖好被子。

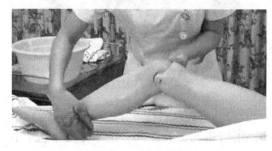 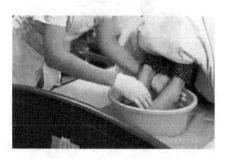

图4-24 清洗下肢   图4-25 清洗足部

8）擦洗会阴

护理员更换水盆（专用盆），盛装 40～45℃温水。一手托起老年人臀部，一手铺垫橡胶单和浴巾（也可以协助老年人侧卧，铺垫橡胶单和浴巾，再协助老年人平卧），戴好橡胶手套，将专用毛巾浸湿拧干。为老年女性擦洗时，由阴阜向下至尿道口、阴道口、肛门，边擦洗边转动毛巾，投洗毛巾分别擦洗两侧腹股沟部位。为老年男性擦洗时，由尿道外口、阴茎、阴囊至腹股沟和肛门。随时投洗毛巾。直至清洁无异味。撤去橡胶单和浴巾，协助老年人更换清洁衣裤。为老年人盖好被子，开窗通风。

四、整理用物

护理员将用物放回原处，刷洗水盆，擦干地面水渍。清洗浴巾、毛巾和老年人换下的衣裤。

 注意事项

（1）擦浴过程中，动作要轻稳，老年人身体暴露部位要及时遮盖，以防着凉。
（2）随时更换温水，注意调整水温。
（3）擦洗过程中，观察老年人反应，如出现寒战、面色苍白等情况，要立即停止擦浴，进行保暖并通知专业医护人员。
（4）清洗会阴部、足部的水盆和毛巾要分开单独使用。

步骤十三　为老年人冲洗会阴

一、工作准备

（1）环境准备。环境整洁，将室内温度调节为 24～26℃，将冲洗壶内水温调节为 40～45℃（手伸进水中，温热不烫手）。关闭门窗，遮挡屏风。

（2）护理员准备。护理员衣着整齐，洗净双手。

（3）老年人准备。老年人平卧于床上。

（4）物品准备。冲洗壶（内盛40～45℃温水）1 个、专用毛巾 1 条、一次性橡胶手套 1 副、一次性尿垫 1 张、浴巾 1 条、便盆 1 个、屏风 1 个。

二、沟通

护理员向老年人解释会阴冲洗的目的及方法，以取得配合。

三、摆放体位

护理员掀开老年人近侧被子下端，在臀下放置便盆（按照仰卧位或侧卧位放置便盆方法操作），戴好橡胶手套，协助老年人取仰卧屈膝位，用被子盖严远侧下肢，浴巾遮盖近侧肢体。

四、冲洗、擦干会阴

护理员戴好橡胶手套，一手持冲洗壶，一手拿毛巾，边冲边擦洗会阴，从阴阜向下冲洗擦拭肛门以及大腿两侧和腹股沟。撤去便盆，用毛巾擦干会阴并检查会阴部皮肤状况。更换一次性尿垫，摘下一次性橡胶手套，撤下浴巾，为老年人盖好被子。

五、整理用物

整理床单位，倾倒便盆，刷洗消毒备用，并放回原处。洗净毛巾，晾干备用。

 注意事项

（1）操作前护理员要洗净双手。
（2）便盆不可硬塞于老年人臀下，以免挫伤骶尾部皮肤。
（3）冲洗时缓慢倒水，避免打湿被褥。
（4）擦拭的毛巾应专人专用。

 知识链接

一、老年人身体清洁的目的

通过对身体表面的清洗及揉搓，达到消除疲劳、促进血液循环、改善睡眠、加快皮肤新陈代谢和增强抗病能力的目的。

二、老年人沐浴的种类

老年人沐浴的种类主要包括三种：淋浴、盆浴、床上擦浴。淋浴即洗澡时使用喷头淋湿全身进行洗浴的方法。盆浴即在浴缸或浴盆中放入水，人泡在水里进行洗浴的方法。床上擦浴是针对卧床、行动不便的老年人，在床上使用浸湿的毛巾按照由上至下的顺序擦拭全身，达到清洁身体目的的方法。

三、会阴冲洗的目的

女性尿道长约3~5厘米，若老年女性长期卧床，在床上排泄，易造成泌尿系统感染及产生异味。进行会阴部冲洗，不仅使老年人感觉舒适，还可减轻异味，预防感染。

四、会阴清洁范围

前为阴阜，后至肛门周围，两侧为大腿内侧和腹股沟处。

步骤十四 为老年人修剪指（趾）甲

一、工作准备

（1）环境准备。环境整洁，温湿度适宜。

（2）护理员准备。护理员衣着整齐，洗净双手。

（3）老年人准备。老年人采取坐位或卧位。

（4）物品准备。指甲刀、纸巾。

二、沟通

向老年人解释，以取得配合。

三、修剪指（趾）甲

护理员在老年人手（足）下铺垫纸巾。左手握住老年人一只手（足）的手指（脚趾），右手持指甲刀（弧形），修剪指甲长度与指端平齐或稍短一些为宜。逐一修剪。手指圆剪，脚趾平剪，如图4-26所示。

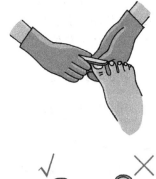
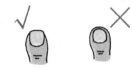

图4-26 修剪脚趾甲

四、锉平指（趾）甲边缘

用指甲锉逐一修理锉平指（趾）甲边缘毛刺。

五、整理用物

用纸巾包裹指（趾）甲碎屑并丢入垃圾桶内，整理床铺。

 | 注意事项 |

（1）老年人沐浴后指（趾）甲较软，便于修剪。
（2）日常修剪指（趾）甲，遇老年人指（趾）甲较硬时，可用温热毛巾包裹片刻，再进行修剪。
（3）修剪指（趾）甲时，要避免损伤皮肤。
（4）修剪完毕的指（趾）甲边缘要光滑，不可有毛刺。

步骤十五 为老年男性剃须

一、工作准备

（1）环境准备。环境整洁，温湿度适宜。

（2）护理员准备。护理员衣着整齐，洗净双手。

（3）老年人准备。老年人采取坐位或卧位。

（4）物品准备。电动剃须刀、毛巾、润肤油。

二、沟通

向老年人解释，以取得配合。

三、剃须

护理员在老年男性晨起清洁面部后进行剃须。一手绷紧皮肤，一手打开电动剃须刀开关，以从左至右、从上到下的顺序剃须，剃须完毕，用毛巾擦拭剃须部位，检查是否刮净，有无遗漏部位。之后涂擦润肤油。

四、整理用物

用物放回原处，清洗毛巾，晾干备用。

 | 注意事项 |

（1）剃须时，要绷紧皮肤，以免刮伤皮肤。
（2）胡须较为坚硬时，可用温热毛巾热敷 5～10 分钟。

步骤十六　为老年人修饰仪容仪表

一、工作准备

（1）环境准备。环境整洁，温湿度适宜。

（2）护理员准备。护理员衣着整齐，洗净双手。

（3）老年人准备。老年人取坐位或卧位。

（4）物品准备。镜子1块、毛巾1条、梳子1把、适宜服装（自备）。

二、检查修饰仪容

检查老年人仪容是否干净。修饰仪容，可用毛巾擦拭去除眼角、口角和鼻孔的分泌物。修剪指甲，头发梳理整齐。

三、检查修饰仪表

检查老年人仪表是否整洁。修饰仪表，可根据时间、地点、场合选择适宜着装，掸去衣服上的头屑、脱落头发。衣着整洁，无污渍。

四、进一步修饰

协助老年人照镜子，根据老年人要求做进一步修饰，满足老年人精神需求，使老年人满意。

 | 注意事项 |

（1）要根据老年人的健康状况、文化素养等协助整理仪容仪表。
（2）仪容仪表要求做到干净、整洁。

知识链接

一、仪容仪表概念

仪容是指人的外观、外貌。仪表即人的外表。仪容仪表包括人的容貌、服饰和姿态等，是一个人精神面貌的外观体现。良好的仪容仪表使人身心愉悦。修饰仪容仪表的基本原则是美观、整洁、卫生、得体。

二、为老年人整理仪容仪表

保持老年人面部清洁，老年男性应每日剃须。头发清洁整齐。经常修剪指甲。口腔清洁，身体清洁无异味。穿着得体，衣裤整洁。保持良好心态，面部常带笑容。

步骤十七　为老年人更换开襟衣服

一、工作准备

（1）环境准备。环境整洁，温湿度适宜。
（2）护理员准备。护理员衣着整齐，洗净双手。
（3）老年人准备。老年人平卧于床上。
（4）物品准备。老年人干净的开襟上衣。

二、沟通

护理员为老年人选择合适的开襟上衣，向老年人解释，以取得配合。

三、更换开襟衣服

（1）掀开被子，解开上衣纽扣，一手扶住老年人肩部，另一手扶住髋部，协助老年人翻身侧卧，脱去一侧衣袖（遇老年人一侧肢体不灵活时，应卧于健侧，使患侧在上，先脱患侧），如图4-27（a）所示。

（2）取干净开襟上衣穿好一侧（或患侧）的衣袖，其余部分（干净的和被更换的上衣）平整地掖于老年人身下，如图4-27（b）所示。

（3）协助老年人取平卧位，从老年人身下拉出干净的和被更换的上衣。脱下更换的上衣。穿好干净的上衣另一侧（或健侧）衣袖。扣好纽扣。

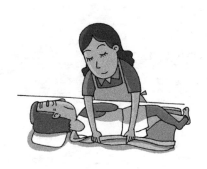 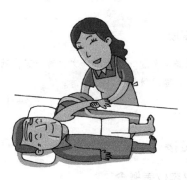

（a）翻转一侧   （b）穿衣

图4-27　更换开襟上衣

四、整理上衣

护理员拉平老年人上衣的衣身、衣袖，确保身下衣服无皱褶。整理衣领。

五、 整理床铺

护理员为老年人盖好被子，整理床铺。

 | 注意事项 |

（1）操作轻柔快捷，避免老年人受凉。
（2）协助老年人翻身时，注意安全，必要时安装床挡。

步骤十八　为老年人更换裤子

一、工作准备

（1）环境准备。环境整洁，温湿度适宜。
（2）护理员准备。护理员衣着整齐，洗净双手。
（3）老年人准备。老年人平卧于床上。
（4）物品准备。老年人的干净裤子。

二、沟通

护理员向老年人解释，取得合作。

三、脱下裤子

（1）护理员为老年人松开裤带、裤扣。协助老年人身体左倾，将裤子右侧部分向下拉至臀下，再协助老年人身体右倾，将裤子左侧部分向下拉至臀下。

（2）护理员叮嘱能够配合的老年人屈膝，两手分别拉住老年人两侧裤腰部分向下褪至膝部，抬起一侧下肢，褪去一侧裤腿。用同样方法褪去另一侧裤腿。

四、更换裤子

（1）护理员取干净的裤子辨别正反面。左手从裤管口套入至裤腰开口，轻握老年人脚踝，右手将裤管向老年人大腿方向提拉。用同样方法穿上另一条裤管。

（2）护理员两手分别拉住两侧裤腰部分向上提至老年人臀部，如图4-28所示。

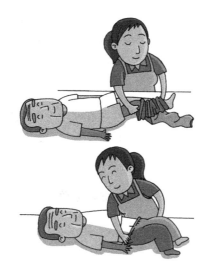

图4-28　更换裤子

（3）协助老年人身体左倾，将右侧裤腰部分向上拉至腰部，再协助老年人身体右倾，将裤子左侧部分向上拉至腰部。系好裤带、裤扣。

五、整理床铺

协助老年人盖好被子，整理床铺。

 ┃注意事项┃

（1）操作轻柔快捷，避免老年人受凉。
（2）穿脱裤子不可硬拽，以免损伤老年人皮肤。

知识链接

一、老年人选择服装应具备的特点

老年人选择穿着合适的服装，不仅感觉舒适，而且会对健康大有益处。老年人穿着服装应具有实用、舒适、整洁、美观四个特点。

1. 实用

衣着有保暖防寒的作用。老年人对外界环境的适应能力较差，许多老年人与其他年龄段的人相比，更显出冬季畏寒、夏季畏热的特点。因此，老年人在穿着上首先要考虑冬装求保暖，夏装能消暑。

2. 舒适

老年人穿着应力求宽松舒适，柔软轻便，利于活动。在面料选择上纯棉制品四季适宜。在夏季，真丝、棉麻服装凉爽透气，也是不错的选择。

3. 整洁

衣着整洁不仅使老年人显得神采奕奕，也有利于身体健康。内衣及夏季衣服更应常洗常换。

4. 美观

根据老年人自身文化素养、品味选择适宜的素雅、沉稳的老年人服装。款式上应简洁明快，方便穿着。

二、老年人适宜穿着的鞋袜

1. 适宜老年人穿着的袜子

老年人应选择袜口不过紧的棉质袜子。袜口过紧会导致血液回流不好，出现肿胀、瘙痒。袜子应勤换洗，有利于足部健康。

2. 老年人适宜的鞋

老年人应选择具有排汗、减震、安全、柔软、轻巧、舒适等特点的鞋，并且大小要合适。

（1）日常行走可选择有适当垫高后跟的布底鞋。

（2）运动时最好选择鞋底硬度适中、有点后跟、前部翘起的运动鞋，不穿拖鞋。

（3）居室内穿着的拖鞋，应选择长度和高度刚刚能将足部塞满的整块鞋面的拖鞋，以平底为宜，如图4-29所示。

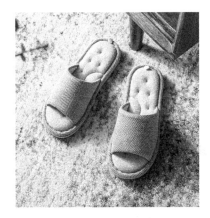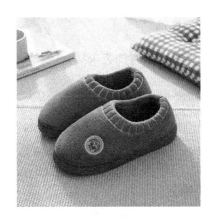

图4-29　老年人拖鞋

步骤十九　为卧床老年人翻身预防压疮

一、工作准备

（1）环境准备。环境整洁，温湿度适宜。

（2）护理员准备。护理员衣着整齐，洗净并温暖双手。

（3）老年人准备。老年人平卧于床上。

（4）物品准备。软枕数个、脸盆（盛装50℃温水）1个、毛巾1条、记录单、笔，必要时备床挡。

二、沟通

评估老年人营养状态，以及身体受压部位皮肤情况。向老年人解释操作方法，以取得配合。

三、协助侧卧

（1）护理员将手伸进被子里轻握住老年人近侧手臂放于近侧枕边，远侧手臂放于胸前。在被子内将远侧下肢搭在近侧下肢上。护理员双手分别扶住老年人的肩部和髋部向近侧翻转，使老年人呈侧卧位。双手环抱住老年人的臀部移至床中线位置。

（2）在老年人胸前放置软枕，使老年人上侧手臂搭于软枕上。在老年人上侧小腿中部垫软枕，保持体位稳定舒适。

（3）掀开老年人背部被子，检查背臀部皮肤情况。

（4）护理员用温热毛巾擦拭老年人背臀，拉平上衣。用软枕支撑老年人背部，盖好被子。

四、整理床铺

整理床铺，必要时加装床挡。

五、记录

护理员洗净双手，进行记录。记录内容包括翻身时间、体位、皮肤情况（潮湿、压红、压红消退时间、水泡、破溃、感染等）。发现异常及时报告。

 | 注意事项 |

（1）翻身时应将老年人抬起、避免拖、拉、推等动作挫伤老年人皮肤。
（2）一般情况下卧床老年人2小时翻身1次，必要时1小时翻身1次。
（3）记录准确、全面。

知识链接

卧床的老年人最易出现的皮肤问题就是压疮。绝大多数压疮是可以预防的，护理员在工作中做到勤为老年人翻身，保持皮肤清洁，及时更换内衣及被褥，避免局部长时间受压，及时关注老年人皮肤情况，认真执行护理措施就可以很大程度减少压疮的发生。

一、预防压疮的用品介绍

根据老年人身体状况使用合适的预防压疮的产品可以有效减少压疮的发生，使长期卧床的老年人感觉舒适。常用的产品有防压疮垫、楔形垫、软枕、透明膜等，如图4-30所示。

1. 防压疮垫

防压疮垫可直接平铺于老年人的床上，床垫表面波动起伏，垫上许多微孔喷射气流，具有通风换气、转移身体受力点的作用，从而有效预防压疮。

2. 楔形垫、软枕

楔形垫、软枕用来支撑身体不同部位，避免骨隆突部位长期受压。

3. 透明膜

在皮肤消毒后，可直接将透明膜贴于易发生压疮的部位，保持湿润环境和适宜温度，防菌防水，调节局部氧张力，避免发生压疮。

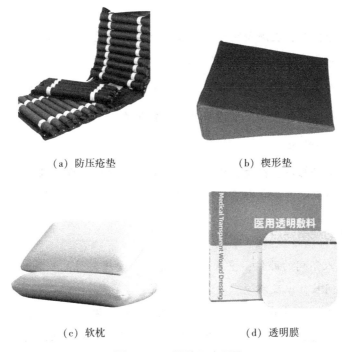

（a）防压疮垫　　　　　　　　　　　（b）楔形垫

（c）软枕　　　　　　　　　　　（d）透明膜

图4-30　预防压疮用品

二、压疮预防知识

1. 身体受压部位有效减压

对于长期卧床的老年人，可使用交替式充气床垫（压疮垫），使身体受压部交替着力，从而延长翻身间隔时间，一般情况下每4小时翻身一次。

长期卧床的老年人也可使用楔形海绵垫垫于老年人腰背部，使老年人身体偏向一侧，与床铺呈30度角，2小时轮换至另一侧。

关节骨突出部位的压疮预防，可采用在一侧肢体两关节之间肌肉丰富的部位加垫软枕的方法。

坐轮椅的老年人，轮椅座位上需增加4~5厘米厚的海绵垫，并且每15分钟抬起身体一次，变换身体着力点。

骨突处皮肤使用透明膜或者减压贴保护。

2. 保持皮肤清洁

每日用温水清洗皮肤，保持清洁。大小便后清洗局部。清洗时不要应用刺激大的碱性肥皂，可用清水或弱酸性的沐浴露，最好采用冲洗的方法，不要用力揉搓。

3. 加强皮肤柔润度

清洗后皮肤可涂擦润肤乳液预防干燥。皮肤有较好的柔润度可抵御摩擦和压迫。清洁后的皮肤不要使用粉剂，避免出汗后堵塞毛孔。

4. 加强营养

每日进食新鲜有营养的食物，可增强身体的抵抗力。

5. 勤更换内衣和被褥

卧床老年人应选择棉质、柔软、宽松的内衣穿着，面料要吸汗且不刺激皮肤。内衣和被褥要每周更换，一旦潮湿应立即更换。要保持床铺清洁、干燥、平整。

三、预防压疮的观察要点

(1) 根据老年人不同的卧位，重点查看骨突出和受压部位的皮肤情况。如有无潮湿、压红、压红消退时间长，以及水泡、破溃、感染等。

(2) 了解老年人皮肤营养状况。如皮肤弹性、颜色、温度、感觉能力等。

(3) 了解老年人躯体活动能力。如有无肢体活动障碍、意识状态是否良好。

(4) 了解老年人全身状态。如有无发热、消瘦或者肥胖、昏迷或者躁动、体弱、大小便失禁、水肿等，上述状态是老年人发生压疮的高危因素。

四、预防老年人发生压疮的方法

1. 评估情况

评估老年人营养状态、局部皮肤状态，了解压疮的危险因素。

2. 减少老年人局部受压

(1) 对活动能力受限或卧床的老年人，要采取定时被动变换体位，每2小时一次。

(2) 受压皮肤在解除压力30分钟后，压红不消退者，缩短翻身时间。

(3) 长期卧床老年人可以使用充气床垫。

(4) 骨突处皮肤可采取局部减压，如使用透明膜保护。

3. 皮肤保护

(1) 温水擦洗皮肤，使皮肤清洁无汗液。

(2) 对大小便失禁的老年人，局部要及时清洗，肛门周围涂油剂保护。

4. 加强营养

为老年人安排高热量、高蛋白、高纤维素、高矿物质饮食，必要时少食多餐。

考核评价

项目 1-4　老年人的清洁照料过程考核评价表

学员姓名		学号		班级		日期	
项目	考核项目	考核要求	配分	评分标准			得分
知识目标	老年人居室基本要求和卫生要求，更换被服的要求	了解老年人居室基本要求和卫生要求，掌握更换被服的要求	5	老年人居室基本要求和卫生要求，更换被服的要求知识考核，错误1项扣1分			
	老年人的晨、晚生活照料的要求和方法	熟悉老年人的晨、晚生活照料的要求和方法	5	老年人的晨、晚生活照料的要求和方法知识考核，错误1项扣1分			
	老年人口腔、义齿、头发、身体清洁的重要性和清洁方法	了解老年人口腔、义齿、头发、身体清洁的重要性和清洁方法	10	老年人口腔、义齿、头发、身体清洁的重要性和清洁方法知识的考核，错误1项扣2分			
	老年人仪容仪表修饰的重要性和整理方法	了解老年人仪容仪表修饰的重要性和整理方法	5	老年人仪容仪表修饰的重要性及整理方法知识考核，错误1项扣1分			
	老年人压疮预防知识，预防压疮的方法	熟悉老年人压疮预防知识，掌握预防压疮的方法	5	老年人压疮预防知识，预防压疮的方法知识的考核，错误1项扣1分			
能力目标	为老年人整理床单和更换被服	能为老年人整理床单和更换被服	10	为老年人整理床单和更换被服操作关键点不熟练，每项扣1分			
	照料老年人的晨、晚生活	能照料老年人的晨、晚生活	10	照料老年人的晨、晚生活操作关键点不熟练，每项扣2分			
	正确清洁老年人的口腔、义齿、头发、身体	能够正确清洁老年人的口腔、义齿、头发、身体	10	正确清洁老年人口腔、义齿、头发、身体操作关键点不熟练，每项扣2分			
	正确为老年人更衣和修饰仪容仪表	能正确为老年人更衣和修饰仪容仪表	10	正确为老年人更衣和修饰仪容仪表操作关键点不熟练，每项扣2分			
	能正确为卧床老年人翻身叩背预防压疮	能正确为卧床老年人翻身叩背预防压疮	10	正确为卧床老年人翻身叩背预防压疮操作的关键点不熟练，每项扣2分			

（续）

学员姓名		学号		班级		日期	
项目	考核项目	考核要求		配分	评分标准		得分
过程方法和社会能力	过程方法	（1）学会自主发现、自主探索的学习方法； （2）学会在学习中反思、总结，调整自己的学习目标，在更高水平上获得发展		10	在工作中能反思，有创新见解，能自主发现、自主探索，酌情得 5~10 分		
	社会能力	小组成员间团结、协作共同完成工作任务，养成良好的职业素养（工位卫生、工服穿戴等）		10	（1）工作服穿戴不全扣 3 分； （2）工位卫生情况差扣 3 分		
	实训总结	你完成本次工作任务的体会（学到哪些知识，掌握哪些技能，有哪些收获）：					
	得分						

 ｜工作小结｜ 老年人的清洁照料工作小结

（1）我们完成这项学习任务后学到了什么知识、技能？

_____

_____

_____

_____

_____

_____

_____

（2）我们还有那些地方做得不够好，我们要怎样努力改进？

学习任务二
老年人的基础护理

02

基础护理是研究临床护理的基本理论、基本知识、基本技术和方法的一门学科。它是临床各科护理的共同基础，是护理学的一个重要组成部分。老年人基础护理是应用护理的基本知识和实践技能，用以满足老年人基本生活、治疗和心理的需要。主要包括运用护理技术为老年人提供饮食、排泄、清洁、活动、休息等方面的生活帮助；观察老年人生命体征的变化；帮助老年人保持合理舒适的卧位；协助老年人服药；为老年人进行心理疏导；为老年人创造清洁、美观、安静、舒适、方便、有序的日常环境等内容。本章主要介绍老年人的用药照料、冷热应用护理和遗体照料的相关知识。

 项目一　老年人的用药照料

 ┃任务描述┃

用药照料是一项复杂、涉及多方面的严肃工作，要求护理员了解老年人的身体状况和用药的基本知识，掌握协助老年人服药的方法和技能，具有观察老年人用药后反应和正确保管药物的能力，保证老年人正确服药、安全用药，使药物达到最佳效果。

 ┃接受任务┃

用药时间安排表

医嘱	医院服药时间	家庭实际服药时间
每日一次	一般指早晨 8:00	空腹 6:00—7:00 或饭后
每日两次	8:00，20:00	7:00，19:00
每日三次	8:00，12:00，16:00 或 8:00，16:00，24:00	6:00，14:00，22:00
每晚一次	20:00 或临睡前	20:00 或临睡前
6 小时一次	2:00，8:00，14:00，20:00	6:00，12:00，18:00，24:00

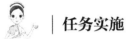　|任务实施|

步骤一　查对并帮助老年人服药

一、工作准备

（1）环境准备。环境整洁，温湿度适宜，安静，光线明亮。

（2）护理员准备。护理员衣着整齐，洗净双手。

（3）老年人准备。老年人采取舒适体位。

（4）物品准备。药物（放入药杯）、温开水、服药单。根据情况准备量杯、汤匙、滴管等。

二、协助服药

1. 核对

（1）核对老年人的姓名和服药单信息是否相符，核对药物与服药单信息是否相符。

（2）根据药量为老年人倒好温水，按照 2~4 片（粒）药物备 100 毫升计算。药物片（粒）数较多时，按照 2~4 片（粒）/次，分次服下。

2. 协助不同身体状况老年人服药

（1）能自理老年人。护理员将药杯递给老年人，告诉老年人先饮一小口水润滑咽喉，再看着老年人将药物服下。

（2）不能自理老年人。护理员告知老年人准备服药，协助老年人取半坐位，即摇高床头或在老年人后背垫靠棉被或靠垫支撑身体。用汤匙或吸管先喂一小口水，将药物放入老年人口中，再用汤匙或吸管协助老年人饮水将药物服下。保持体位 30 分钟，再协助老年人取舒适卧位。

三、整理用物

护理员将水杯放回原处，整理床单位。药杯收回，浸泡消毒，清洗晾干备用。

四、观察记录

护理员根据已知老年人服用的药物的作用及不良反应，观察并询问老年人服药后情况，记录服药后的表现。

💡｜注意事项｜

(1) 遵照医嘱协助老年人服药，不得私自加、减药物或停药。
(2) 老年人对药品有疑问时，需要再次核对无误方能给药，并要向老年人说明。
(3) 用药后发现异常，应及时报告医护人员或协助就诊。
(4) 对于吞咽困难的老年人，护理员要咨询医护人员或根据药物的说明书，决定是否可以将药物切割成小块或研碎服用。
(5) 协助精神疾患老年人服药，要要求其张口，检查药物是否全部咽下。

📖 **知识链接**

　　老年人常常患有多种疾病，需要服用多种药物，但由于自身记忆力减退，躯体活动异常等原因，需要护理员协助其正确服药。护理员要了解常用口服药的剂型，掌握口服药的用药原则，能督促、协助老年人按时用药，并注意观察老年人用药后的反应，保证用药安全。

一、口服用药概念

　　口服药指需经口腔途径吞服、舌下含服的药物。口服用药是最常见的比较安全、方便和经济的用药方法。口服药的剂型影响药物在体内的吸收和利用，对药物疗效的发挥起重要作用。

1. 常用口服药剂型

　　药物原料需要制成适合人体利用的剂型。口服药物剂型有溶液、片剂、丸剂、胶囊剂、合剂、散剂等（见图5-1）。

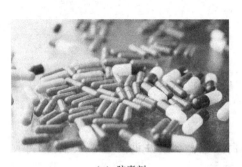 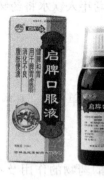 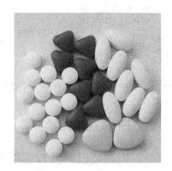

(a) 胶囊剂　　　　　　　　(b) 口服液　　　　　　　　(c) 片剂

图5-1　常用口服药剂型

2. 口服药物剂型正确服用方法

1）口含片与舌下片

口含片又称含片，多用于口腔及咽喉疾病，有局部消炎、杀菌、收敛、止痛等作用，如西瓜霜润喉片、草珊瑚含片、西地碘含片（华素片）等。使用时应在口腔内含化，不可咀嚼、吞咽，含服中、含服后不可饮用液体，以延长疗效。

舌下片是通过舌下黏膜或舌下腺直接吸收，起全身作用或在口腔中溶解覆盖在口腔黏膜上起作用的片剂，如硝酸甘油。使用时将药片放在舌下，闭嘴利用唾液使药片溶解吸收。

2）口服片剂

口服片剂是自口腔服下，经胃肠道吸收而作用于全身，或滞留于胃肠道内作用于胃肠局部的片剂。无特殊要求的口服片剂一般采用吞服，吞服是将完整的药物用温开水送服到胃内，让药物在胃内或肠中吸收。但维生素类、助消化药不宜用温水送服。

3）口服胶囊

胶囊制剂是将药物填装在空心硬质胶囊中，或密闭于弹性软质胶囊中制成的药剂，以掩盖药物不良嗅味及提高药物稳定性。服用时，不能将胶囊破坏，应整粒吞服。

4）口服溶液

口服溶剂多见于糖浆类药物，如急支糖浆、复方甘草合剂、蜜炼川贝枇杷膏等。服用后，药物在病变部位黏膜表面形成保护膜，故不宜使用温开水送服。

药物剂型种类繁多，使用不当，不仅可能导致疗效降低，而且可能引起不良反应。因此，需要遵照医嘱及说明书正确使用，以发挥药物的最大疗效及保证安全性。

3. 用药原则

1）根据医嘱用药

按照医生的规定帮助老年人准确服药，不可擅自更改；遇有疑问应确认清楚方可给药，不可盲目给药；如给错药要及时报告，观察老年人的表现和病情。

2）认真查对

首先查对姓名，确认无误再查对给药途径、剂量、浓度、时间，取出药后检查药物质量。

3）及时用药，做到五准确

药物分发下来后，及时协助老年人服下，必须做到给药途径、剂量、浓度、时间、服药人的准确。

4）用药后的观察和记录

观察用药后的疗效和不良反应，做好记录。

二、督促、协助老年人按时服用口服药的要求

1. 不按时服药的原因分析

1) 用药方案复杂

很多老年人同时患有多种疾病，在治疗过程中，经常要服用多种药物进行对症治疗。用药种类、服药次数越多，方法越复杂，疗程越长，用药的依从性就越低。

2) 药物的剂型与规格不适宜或包装不当

药物的剂型和规格是影响老年人用药依从性的重要因素。如药片太大会造成难以吞咽；药片过小，由于老年人手指灵活性减退，会不利于老年人抓取；容器体积过小或瓶盖难以打开，也会造成老年人服药困难；药物包装上的说明文字不清或过小会直接导致老年人错误用药。

3) 药物的不良反应造成老年人停用

药物的不良反应可以造成老年人用药依从性下降。老年人在药物治疗过程中，对于自身的不适非常敏感，因此，有的老年人在不征求医务人员同意的情况下，擅自做出停药或减少剂量的决定。

4) 缺乏用药指导

少数老年人文化程度低、理解能力差，看不懂或无法阅读药物使用说明书，造成用药不依从。

2. 护理措施

(1) 仔细观察老年人不按时服药的原因，有针对性地采取措施。

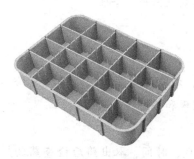

图5-2　摆药盒

(2) 护理员在发药前，耐心地告知老年人和家属药物的名称、剂量、用法、时间安排、药物的作用、可能出现的副作用及应对方法，以提高老年人对医嘱的依从性。

(3) 对于能自理服药的老年人，护理员可以提前与老年人一起将药物放在摆药盒内（见图5-2），保证老年人服药剂量的准确。到服药时间，护理员要注意观察老年人是否按时服药，必要时督促他们服药。

(4) 需要护理员发药时，把药放在适宜的容器内，放到老年人手中，要看到老年人咽下。

(5) 对拒绝服药的老年人，要耐心解释，多沟通，消除思想顾虑，督促服药，必要时亲自喂药。

(6) 必要时与家属沟通，取得家属的配合与支持，提高老年人服药的依从性。

三、非自理老年人口服药物困难因素及护理措施

1. 药物吞咽困难的多种因素

1）疾病因素

如脑卒中、阿尔茨海默病、帕金森病等老年人常见病的并发症之一即是吞咽功能障碍，在进食、进水以及口服药物过程中出现吞咽困难，易发生呛咳、噎食、吸入性肺炎等。

2）年龄因素

老年人肌肉量减少、结缔组织弹性下降，进而导致运动力量和速度下降，这会影响头颈区域的肌肉运动，包括舌肌和咀嚼肌。老年人呼吸道关闭的持续时间会减少，更有可能发生食物残留并进入没有保护的呼吸道。这些改变都会影响老年人的吞咽功能，当神经疾病或疲劳影响这些肌肉时，吞咽障碍的程度会加重。

3）体位因素

当人的头部或者身体改变某种姿态时，吞咽通道内径的大小和咽喉部组织结构（如喉、舌、勺状软骨）的位置就会发生改变和移动，从而使药物在吞咽过程中的困难程度得到改善或者加重。

4）药物因素

需要同服的药物种类过多，药物（片剂或胶囊）过大，服药速度过快等会引起药物吞咽困难。

2. 护理措施

（1）护理员要通过观察和交流，评估老年人不能自理服药的原因和可以合作的程度，以及对服药的心理反应，采取相应的措施。

（2）药品统一由护理员保管，放在固定地点。由专人摆药，按时发送给老年人，督促或协助老年人服下。

（3）寝室环境要安静、整齐，无噪声干扰。

（4）准备好温度适宜的白开水，询问老年人是否有如厕等要求，做好服药前的准备。

（5）采取正确的服药姿势。

①坐位。坐正坐直，上身稍前倾，头略低，下颌微向前。

②卧位。抬高床头，呈30~50度角，将老年人的头转向一侧（护理员侧）或将后背垫起呈半坐位姿势。

（6）非自理老年人服药方法。

①对吞咽障碍与神志不清的老年人，一般通过鼻饲管给药。

②对神志清楚但有吞咽障碍的老年人，咨询医生，在得到许可的情况下可将药物研碎成糊状物后再给药。未经医生许可不可研碎、掰开或嚼碎服用。

③对肢体障碍、精神疾患、有痴呆症状的老年人，送药到口，要确认老年人咽下再离开。

四、老年人用药后反应的观察和记录方法

1. 各类口服药用药后的观察要点

护理员要了解老年人的医疗诊断、病情，药物的治疗作用，可能出现的不良反应。通过询问老年人自我感觉及观察老年人行为，判断是否达到药物治疗的预期目标和出现的不良反应。观察要点如下。

1) 服用治疗心血管系统疾病类药物注意观察的要点

老年人心前区疼痛、胸闷、心慌等自觉症状是否减轻，发作频率是否改变；服用利尿剂要记录尿量；注意有无头晕、乏力、晕厥等现象发生。

2) 服用治疗呼吸系统疾病类药物注意观察的要点

老年人咳嗽的程度和伴随的症状；痰液的色和量、气味和有无咯血等肉眼可见的变化；注意观察体温变化，了解感染控制情况。

3) 服用治疗消化系统疾病类药物注意观察的要点

观察老年人食欲，恶心、呕吐程度，腹痛、腹泻、发热症状，如严重呕吐时需在意有无尿少、口渴、皮肤黏膜干燥等脱水现象。准确记录入水量、进食量、尿量、排便量、呕吐量及出汗情况。

4) 服用治疗泌尿系统疾病类药物注意观察的要点

观察老年人尿量、排尿次数、尿色及排尿时伴随的症状，有无尿频、尿急、尿痛及血尿状。

5) 服用治疗血液系统疾病类药物注意观察的要点

观察老年人贫血的程度，通过头晕、耳鸣、疲乏无力、活动后心悸、气短的情况判断贫血的程度；观察老年人皮肤黏膜淤点、瘀斑，消化道出血情况，判断疾病是否好转。

6) 服用治疗内分泌及代谢疾病类药物注意观察的要点

服用降糖药要观察老年人有无心慌、出汗、嗜睡或者昏迷等低血糖症状；服用治疗代谢疾病的药物要注意身体外形是否逐渐恢复正常，例如突眼、毛发异常、身体外形异常改善，情绪变化。

7) 服用治疗风湿性疾病类药物注意观察的要点

观察老年人四肢及脊柱关节疼痛与肿胀的程度，关节僵硬程度，活动受限程度。

8) 服用治疗神经系统疾病类药物注意观察的要点

观察老年人头疼、头晕的程度变化；是否有伴随症状，如呕吐、神志变化、肢体抽搐；嗜睡、昏睡和昏迷情况；发音困难、语音不清、语言表达不清等言语障碍程度的变化；观察肢体随意活动能力的变化。

2. 用药后不良反应的观察及处置流程

1) 不良反应症状

(1) 胃肠道反应。如恶心、呕吐、腹痛、腹泻、便秘等。

（2）泌尿系统反应。如血尿，排尿困难，肾功能下降。

（3）神经系统反应。如发热、头痛、乏力、头晕、失眠、手颤等。

（4）循环系统反应。如心慌、头疼、面色苍白、眩晕等。

（5）呼吸系统反应。如支气管哮喘等。

（6）皮肤反应。如皮炎、荨麻疹等。

（7）过敏性休克的症状。①呼吸道阻塞症状：如胸闷、心悸、喉头堵塞感、呼吸困难等。②微循环障碍症状：如面色苍白、畏寒、冷汗、脉搏微细、血压下降等。③中枢神经系统症状：如烦躁不安、意识丧失、昏迷、抽搐、大小便失禁。④其他症状：如皮疹、荨麻疹、咳嗽等。

2）处理流程

注意看药物说明书，了解临床不良反应和相应的处理方法，严重的不良反应应做如下处理。

（1）立即停药，马上报告医生和家属。

（2）协助老年人平卧，头侧向一边防止呕吐时窒息，保持呼吸道通畅。

（3）如果发生心跳、呼吸骤停，立即进行心肺复苏抢救。有条件的马上给予吸氧。

（4）加强病情观察和照顾，密切观察老年人呼吸、心跳、意识、尿量，做好病情变化的动态记录，注意保暖。

（5）遵医嘱给药或送往医院。

考核评价

项目2-1　老年人的用药照料过程考核评价表

学员姓名		学号		班级		日期		
项目	考核项目	考核要求		配分	评分标准			得分
知识目标	常用口服药的剂型和用药原则	了解常用口服药的剂型和用药原则		10	常用口服药的剂型和用药原则知识考核，错误1项扣2分			
	老年人用药的方法	掌握老年人用药的方法		15	老年人用药的方法知识考核，错误1项扣3分			
	老年人用药后的反应，记录并报告	熟悉老年人用药后的反应，记录并报告		15	老年人用药后的反应，记录并报告知识考核，错误1项扣3分			
能力目标	正确照料老年人用药	能正确照料老年人用药		20	正确照料老年人用药操作关键点不熟练，每项扣5分			
	观察、记录和报告老年人用药后反映	能够正确观察、记录和报告老年人用药后的反映		20	正确进行老年人用药后反映观察、记录和报告操作关键点不熟练，每项扣5分			

（续）

学员姓名			学号		班级		日期	
项目	考核项目	考核要求	配分		评分标准			得分
过程方法和社会能力	过程方法	（1）学会自主发现、自主探索的学习方法； （2）学会在学习中反思、总结，调整自己的学习目标，在更高水平上获得发展	10	在工作中能反思、有创新见解，能自主发现、自主探索，酌情得 5～10 分				
	社会能力	小组成员间团结、协作共同完成工作任务，养成良好的职业素养（工位卫生、工服穿戴等）	10	（1）工作服穿戴不全扣 3 分； （2）工位卫生情况差扣 3 分				
	实训总结	你完成本次工作任务的体会（学到哪些知识，掌握哪些技能，有哪些收获）：						
	得分							

｜工作小结｜　老年人的用药照料工作小结

（1）我们完成这项学习任务后学到了什么知识、技能？

_____

_____

_____

_____

_____

_____

_____

_____

_____

（2）我们还有哪些地方做得不够好，我们要怎样努力改进？

_____

_____

_____

_____

_____

_____

_____

_____

 项目二　老年人的冷热应用护理

 任务描述

　　冷热应用是老年人护理中常用的一种物理方法。冷和热对人体是一种温度刺激，无论用于局部或全身，都可引起皮肤和内脏的血管收缩或扩张，改变体液循环和新陈代谢。本节将主要介绍热的应用。热的应用是指用高于人体温度的物体（固体、液体、气体）作用于局部或全身的皮肤、黏膜而产生热效应的一种物理方法。

接受任务

热水袋使用护理记录

姓　名：　　　　　性　别：　　　　　年　龄：　　　　　房　间：　　　　　床　号：

日期	温度	放置时间	取出时间	皮肤情况		
				有无烫伤	有无红肿	皮肤破损

主任签字：　　　　　　　　　　　　　　　　　责任人签字：

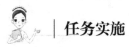 | **任务实施**

步骤一 使用热水袋为老年人睡前暖被褥

一、工作准备

（1）环境准备。环境清洁，室温适宜。

（2）护理员准备。洗净双手，服装整洁。

（3）物品准备。热水袋、热水袋套、水壶（内盛有50℃左右的温水）、水温计、毛巾、纱布等。

（4）灌装热水袋方法，如图6-1所示。

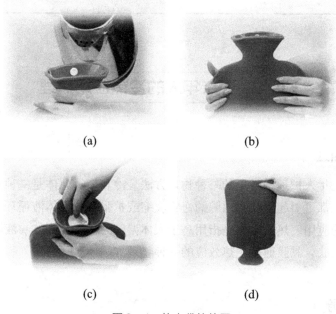

(a)　　　　　　　　　　　　(b)

(c)　　　　　　　　　　　　(d)

图6-1 热水袋的使用

①水温计插入水壶中测量水温，水温调节至50℃。

②检查热水袋外观，应完好无破损。

③灌装热水。一只手持热水袋袋口边缘，另一只手持水壶缓慢地灌入热水至热水袋的1/2~2/3满，注水时应小心，避免烫伤（见图6-1a）。

④排气，旋紧盖子。热水袋口端逐渐放平，见热水达到袋口即排尽袋内空气，此时旋紧螺旋塞，力度适当，切勿过度用力，以免滑丝（见图6-1b，图6-1c）。

⑤检查。使热水袋袋口朝下，双手进行挤压，检查热水袋有无漏水（见图6-1d）。

⑥装入热水袋套。用毛巾擦干热水袋袋口及外壁水痕，全部装入热水袋套内，系紧袋口。

二、沟通

告知老年人即将把热水袋放入铺好的被子里，提醒老年人稍后上床休息。

三、放置热水袋

携热水袋至老年人床旁，再次检查热水袋有无漏水。依老年人喜好将热水袋放置在铺好的被子里的适宜位置，如床铺中间或床尾。

四、取出热水袋

老年人睡前，护理员从被子中取出热水袋并感受被内温度及有无漏水潮湿。协助老年人就寝，盖好被子。

五、整理用物

将热水袋内的水排空，倒挂晾干，之后吹入空气旋紧塞子，放在阴凉干燥处备用。

💡 | 注意事项 |

（1）灌入热水后要仔细检查热水袋是否旋紧塞子，避免漏水打湿床褥。
（2）老年人入睡前，勿忘取出热水袋。

步骤二　使用热水袋为老年人保暖

一、工作准备

（1）环境准备。环境清洁，室温适宜。
（2）护理员准备。服装整洁，洗净双手。
（3）老年人准备。老年人取平卧姿态，盖好被子。
（4）物品准备。同步骤一。

二、沟通

评估老年人身体状况，有无感觉、运动功能障碍，痛觉、温觉是否减退或消失，有无皮肤破损情况。向老年人解释将使用热水袋为其保暖，以取得配合。

三、放置热水袋

携热水袋至老年人床旁，掀开被子放置于距离足部或身体10厘米处，告知老年人热水袋放置的位置，提醒老年人变换体位时避免肢体触及，如感觉不适，立即按呼叫器通知护理员。热水袋放置期间，护理员应15分钟巡视一次。

四、取出热水袋

用热 30 ~ 60 分钟后，取出热水袋。

（1）检查热水袋温度，询问老年人是否继续使用（需要更换热水）。

（2）观察老年人靠近热水袋处的肢体是否温暖，皮肤有无发红、水泡等低温烫伤的迹象。

（3）协助老年人取舒适卧位，将被子盖严，整理床铺。

五、整理用物

护理员将热水袋内的水倒空，倒挂晾干后吹入空气，旋紧塞子，放在阴凉干燥处备用。

六、记录

护理员洗净双手，记录热水袋使用情况。记录内容包括：热水袋放置时间、取出时间、老年人用热后全身及局部情况。

💡 | 注意事项 |

（1）在老年人使用热水袋过程中，护理员要每 15 分钟巡视一次。如发生烫伤，应立即停止使用，进行局部降温并及时报告。

（2）老年人应避免长时间用热，时间以 30 ~ 60 分钟为宜。

（3）老年人使用热水袋，水温应调节至 50℃，热水袋装入布套内或用毛巾包裹，避免与皮肤直接接触，防止烫伤。

🖼 知识链接

一、取暖物品类型

1. 热水袋

热水袋是以橡胶制成的带囊，在带囊中装入热水，再将热水袋装入袋套内，达到取暖的目的，如图 6 - 2 所示。

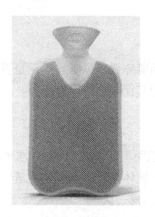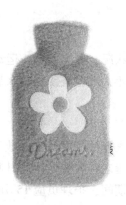

图 6 - 2　热水袋和热水袋套

2. 电热水袋

将电热水袋平放在干燥的桌面上，连接电源进行加热，充电指示灯熄灭后断电即可。使用时放置在所需要部位，用于取暖，如图6-3所示。

3. 暖宝宝

取一片暖宝宝撕开外袋，取出暖贴，撕下暖贴粘贴片，充分暴露在空气中，贴于所需部位内衣的外面，利用袋内高纯度铁氧化反应散发热量达到取暖作用，如图6-4所示。

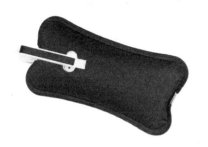

图6-3 电热水袋

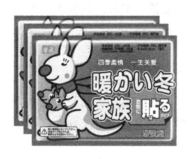

图6-4 暖宝宝

二、使用热水袋可能出现的危害

使用热水袋不当，可能出现低温烫伤。皮肤长时间接触高于体温的低热物体，如接触70℃的温度持续1分钟以上，接触近60℃的温度持续5分钟以上时，就会造成烫伤，这种烫伤就叫"低温烫伤"。容易发生低温烫伤者一般是晚上睡觉不易苏醒的人和感觉迟钝的人，常见于老年人。

低温烫伤表现：创面疼痛感不十分明显，仅在皮肤上出现红肿、水泡、脱皮或者发白的现象，面积不大，烫伤皮肤表面看上去烫伤不太严重，但创面深，严重时甚至会造成深部组织坏死，如果处理不当，可能会发生溃烂。

三、热水袋的安全使用方法

（1）热水袋表面应完好，无破损，无漏水现象。

（2）使用热水袋时，水温不可过高，一般人群以50℃左右为宜，老年人应以低于50℃为宜。灌水后，排尽袋内空气，拧紧盖子，并在热水袋外面套装防护布套。

（3）老年人使用热水袋应放置在距离身体10厘米处。睡前放置，睡觉时取出更为安全。

（4）糖尿病、脊髓损伤或脑卒中的老年人，由于存在感觉、运动功能障碍，痛觉、温觉减退或消失，不宜使用热水袋。如必须使用时，应加强看护及巡视。

（5）电热水袋使用时应避免袋内水温不均，加热完毕应摇动袋身，让袋内水温均匀。

步骤三 为老年人进行湿热敷

一、工作准备

（1）环境准备。关闭门窗，温湿度适宜。

（2）护理员准备。服装整洁，洗净双手。

（3）老年人准备。老年人取坐位或卧位。

（4）物品准备。水盆（内盛50～60℃热水）、暖瓶1只、毛巾2块、橡胶单1块、浴巾1块、润肤油1瓶。

二、沟通

了解老年人身体疾病状况。向老年人告知给予一般性湿热敷可以缓解关节疼痛。告知湿热敷的过程，取得老年人的配合。

三、进行湿热敷

（1）备齐物品携至老年人床旁。露出老年人需要湿敷的部位（如关节），铺好橡胶单和浴巾。

（2）护理员将毛巾浸在水盆中湿透，拧至半干，以不滴水为宜。抖开，在自己的手腕掌侧测试敷布温度，感觉温热适宜，放于老年人关节部位上，将干毛巾覆盖在上面，以防散热过快，如图6-5所示。

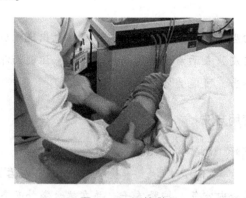

图6-5 湿热敷

（3）观察并询问老年人有无不适，局部皮肤有无发红、起水泡等烫伤情况。如果老年人感觉过热时可揭开干毛巾一角放出热气。每3～5分钟更换一次敷布，水盆内随时添加热水，湿敷20～30分钟（或遵医嘱）。

四、整理用物

湿热敷完毕，用毛巾擦干老年人局部皮肤，撤去用物。在老年人湿热敷部位涂润肤油。整理好老年人衣裤，盖好被子。清理用物。

💡|注意事项|

（1）严密观察湿热敷部位皮肤状况，防止烫伤。

（2）瘫痪、糖尿病、肾炎等血液循环障碍或感知觉异常的老年人不可使用湿热敷，以免发生意外。

 知识链接

一、老年人湿热敷的作用及禁忌

1. 湿热敷的作用

湿热敷一般用湿布敷法，穿透力强，能利用热传导促进血液循环，帮助炎症吸收或促进消散；可作用于深层组织，使痉挛的肌肉松弛而达到止痛目的。常用于慢性炎症及痛症（患处没有发红或发热的症状），如慢性腰颈痛、慢性退化性膝关节炎、肌肉疲劳或痉挛等。在推拿的运用上，常于手法操作后辅以湿热敷，湿热敷有祛风散寒、温经通络、活血止痛的作用，还可以加强手法治疗效果、减轻手法刺激所产生的局部不良反应。

2. 湿热敷的禁忌

患有急性炎症、皮肤炎、血栓性静脉炎、外周血管疾病的老年人，患处有伤口、刚愈合的皮肤、过分疼痛或肿胀、失去分辨冷热的能力（如部分糖尿病老年人）、不能明白指示的老年人（如患有严重老年痴呆症），都不宜使用湿热敷。软组织扭伤、挫伤早期，未经确诊的急性腹痛、鼻周围三角区感染、脏器出血、恶性肿瘤、体内有金属植入物的老年人也禁用湿热敷。

二、老年人湿热敷法的应用范围及温度控制

1. 常用湿热敷的应用范围

老年人常用湿热敷见表6-1。

表6-1　老年人常用湿热敷

分类	应用范围
无菌性湿热敷	范围广泛，常用于消炎、镇痛
非无菌性湿热敷	用于眼部和外伤伤口的热敷
药液湿热敷	用于辅助治疗

2. 湿热敷的温度控制

以 50~60℃热水浸透敷布，拧干，护理员用自己的手腕掌侧测试敷布温度是否适当，必须不烫手时才能敷于老年人患部。

步骤四 老年人的皮肤异常观察与记录

一、工作准备

（1）环境准备。环境清洁，温湿度适宜，光线充足。
（2）护理员准备。服装整洁，洗净双手。
（3）老年人准备。老年人平卧床上。
（4）物品准备。手电、护理记录单、笔。

二、沟通

护理员查房，询问老年人有无不适。告知老年人要检查一下全身皮肤情况，以便取得配合。

三、观察皮肤

掀开被子，逐步暴露躯体，仔细观察老年人全身皮肤有无异常。如光线不足可用手电照明。如有皮损、破溃、颜色异常，仔细询问老年人有无感知觉变化。认真听取老年人主诉。观察完毕，协助老年人取舒适卧位，盖好被子。

四、记录

护理员洗手，记录。将老年人皮肤情况详细记录在记录单上（见表6-2），主要记录内容包括皮肤异常部位、面积、颜色、性质等。如发现新发皮肤问题，立即报告主管领导。

表6-2 皮肤检查记录单

床号： 姓名：

日期	时间	皮肤状况 （正常、 异常）	部位	面积	颜色	性质	措施	签名

💡 ｜注意事项｜

（1）注意皮肤情况要前后对比。
（2）观察顺序从头到脚，勿遗漏。
（3）记录完整，报告及时。

📖 知识链接

一、老年人皮肤生理变化及特征

老年人的皮肤系统呈现生理性老化。皮肤是保持身体正常生理活动的第一道防线，从面积和含量而论，皮肤是人体最大的器官。老年人皮肤的触、痛、温觉减弱，表面的反应性减弱，对不良刺激的防御等功能降低，再生和愈合能力减弱。通常人过中年皮肤开始衰老，60岁以后皮肤老化更加明显。

1. 毛发改变

老年人毛发失去光泽，头发脱落，眉毛、鼻毛变白脱落。

2. 皮肤改变

老年人皮肤因皮脂腺分泌减少而无光泽、易裂、瘙痒，由于表面粗糙、松弛、弹性降低而出现皱纹、下眼睑肿胀，形成眼袋，皮肤毛细血管减少、变性，脆性增加而易出血，随着年龄的增长，皮肤末梢神经的密度显著减少，致皮肤调温功能下降，感觉迟钝，脂褐素沉积形成老年斑。

三、老年人皮肤异常的观察

1. 老年人皮肤损伤的表现

老年人的皮肤易受损，具有四个特点。一是萎缩，皮肤起皱变薄，干燥松弛，光泽减退，弹性减少，血管脆性增加，易出现紫癜、瘀斑等。二是增生，额面部出现皮赘、老年疣、老年皮脂腺痣、樱桃样血管瘤、日光性角化病等。三是迟钝，皮肤的功能减弱，容易受热中暑、受凉感冒。皮肤的反应性减退，易受损伤，对细菌、病毒、真菌等病原微生物的防御力也减弱。四是敏感，对某些因素作用后的反应过于强烈，如皮肤干燥、瘙痒、疼痛等。

2. 老年人热疗导致皮肤损伤的观察与处理

老年人使用热疗法要经常观察与检查皮肤，如果出现皮肤发红应立即停止热疗，如已有烫伤迹象，应立即把烫伤部位浸泡在洁净的冷水中。烫伤后越早用冷水浸泡，效果愈佳。用冷水浸泡时间一般应持续半个小时以上。冷水浸泡的目的是减少热量停留在伤口的时间，同时也可以止痛，减少渗出和肿胀从而避免或减少水泡形成。烫伤按程度可分为三度（见表6-3）。

烫伤起泡,如水泡小于5毫米时,不要刺破水泡,应尽量让水泡自然吸收。出现烫伤一定要仔细记录烫伤发现时间、面积、分度,并立即报告,及时就诊,协助给予相应处理。

表6-3　烫伤分度

级别	状态
一度烫伤	红斑性,皮肤变红,并有火辣辣的痛感
二度烫伤	水泡性,患处产生水泡
三度烫伤	坏死性,皮肤剥落

三、老年人的皮肤保健

1. 预防皮肤损伤

老年人皮肤损伤后伤口愈合较慢,应避免风吹、日晒、雨淋,寒暑变化增减衣物需及时,帽子、口罩、围巾、手套、棉鞋等要备齐。天寒地冻,减少外出;雨天路滑,谨防摔倒。

2. 注意饮食起居

减少浓茶、咖啡、辣椒、海鲜等刺激性食物的摄入、禁烟酒等不良嗜好,可以有效地防止皮炎、湿疹、荨麻疹等瘙痒性皮肤病的发生。内衣宽松适度,以棉织物为好,不易过敏,不刺激皮肤。

3. 讲究洗浴方法

老年人洗浴水温度不宜过高,一般为35~38℃,桑拿浴和冷水浴对老年人不太适宜。洗浴时间不宜过久,一般为10~20分钟,最长不超过半小时。不宜过勤。一般7~10天一次即可。不宜用碱性强的肥皂,最好选用不含碱的多脂皂,如果洗澡次数偏多,则不必每次使用皂液。洗浴后及时涂搽润肤品。

4. 选择护肤品

老年人皮肤失水干燥、皱纹多,可以选择含橄榄油、硅酮油、透明质酸等成分的保湿润肤剂。为了促进血液循环,增强皮肤弹性,提高皮肤抵抗力,可选含中药材的动物护肤品。为了抗衰老、抗黑色素生成,祛斑增白、防晒除皱,可选择含维生素A、维生素E,以及超氧化物歧化酶(SOD)的护肤品。

5. 警惕皮肤病恶变

老年性皮肤病变绝大多数是良性的,本身不恶变也不破溃,只是有碍观瞻。而自行搔抓、抠挤、烫洗等不良刺激可能会引起恶变。皮肤溃疡长期不愈合,增生变色或者黑痣突然增大、破溃出血则可能是恶变的征象,应及早就医。

考核评价

项目2-2 老年人的冷热应用护理过程考核评价表

学员姓名		学号		班级		日期		
项目	考核项目	考核要求		配分	评分标准			得分
知识目标	取暖物品的类型，掌握老年人热水袋应用的方法	了解取暖物品的类型，掌握老年人热水袋应用的方法		10	取暖物品的类型，老年人热水袋应用的方法知识考核，错误1项扣2分			
	老年人湿热敷的应用条件、方法和禁忌	了解老年人湿热敷的应用条件、方法和禁忌		10	老年人湿热敷的应用条件、方法和禁忌知识考核，错误1项扣5分			
	老年人的皮肤生理变化	了解老年人的皮肤生理变化		10	老年人的皮肤生理变化知识考核，错误1项扣2分			
能力目标	使用热水袋为老年人睡前取暖，睡后保暖	能使用热水袋为老年人睡前取暖，睡后保暖		15	用热水袋为老年人睡前取暖，睡后保暖操作技能点不熟练，每项扣3分			
	为老年人进行湿热敷处理	能够为老年人进行湿热敷处理		15	为老年人进行湿热敷处理操作技能点不熟练，每项扣3分			
	观察老年人的皮肤变化异常，记录异常变化报告	能观察老年人的皮肤变化异常，记录异常变化报告		20	观察老年人的皮肤变化异常，记录异常变化报告操作技能点不熟练，每项扣5分			
过程方法和社会能力	过程方法	（1）学会自主发现、自主探索的学习方法；（2）学会在学习中反思、总结，调整自己的学习目标，在更高水平上获得发展		10	在工作中能反思、有创新见解，能自主发现、自主探索，酌情得5~10分			
	社会能力	小组成员间团结、协作共同完成工作任务，养成良好的职业素养（工位卫生、工服穿戴等）		10	（1）工作服穿戴不全扣3分；（2）工位卫生情况差扣3分			
	实训总结	你完成本次工作任务的体会（学到哪些知识，掌握哪些技能，有哪些收获）：						
	得分							

| 工作小结 | 老年人冷热应用护理工作小结

（1）我们完成这项学习任务后学到了什么知识、技能？

_____

_____

_____

_____

_____

_____

_____

_____

_____

（2）我们还有哪些地方做得不够好，我们要怎样努力改进？

_____

_____

_____

_____

_____

_____

_____

_____

项目三　老年人的遗体照料

　| 任务描述 |

遗体照料是对老年人实施护理的最后步骤。做好遗体照料不仅是对老年人本身人格的尊重，而且是对老年人家属心灵上的安慰。护理员应以严肃认真的态度做好遗体照料工作，尊重老年人的遗愿，满足家属的合理要求。

| 接受任务 |

老年人物品记录单

床号：　　　　　　　　　　　　　姓名：

登记时间	物品名称	颜色	数量	登记人	核对人	家属确认签字	备注

| 任务实施 |

步骤一　老年人的遗体照料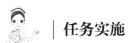

一、工作准备

1. 环境准备。环境清洁，安静。

2. 护理员准备。服装整洁，戴口罩、手套。

3. 物品准备。毛巾1条、水盆1个（盛装温水，死者生前患有传染性疾病的使用500毫克/升含氯消毒液）、大单1条、屏风1个。

二、与家属沟通

携用物至老年人床旁。向家属解释，劝其离开房间，并用屏风遮挡。

三、擦拭遗体

为死者撤除各种治疗用物，闭合双眼，用温水毛巾清洁遗体，填塞七窍，更换清洁衣裤，梳理头发。

四、覆盖大单

将大单盖于遗体上，露出头部。

五、整理用物

护理员倾倒水盆，右手捏住左手手套外面脱下，左手伸进右手手套内侧面翻转手套脱下右手手套，双手捏住口罩带子摘下口罩，装入医用黄色垃圾袋内。请家属向遗体告别。

 注意事项

（1）老年人死亡后，遵照家属意愿进行或协助进行尸体清洁工作。
（2）填塞七窍时，避免填塞物外露。

知识链接

一、清洁遗体的目的

使遗体整洁，外观良好，易于辨认。同时也使家属感到安慰，减轻哀痛。

二、遗体料理操作要求

（1）老年人经抢救无效，由医生证明确已死亡后，方可进行遗体料理。
（2）如有治疗导管，应予以拔除，并防止体液外流。
（3）放平遗体，垫好枕头，避免面部淤血。
（4）有义齿者代为装上，闭合遗体双眼及口唇。
（5）清洁身体，填塞七窍。
（6）更换衣服，整理遗容。

三、清洁遗体方法

1. 撤除各种治疗用物

在清洁遗体前，先撤除各种治疗用物，如输液管、胃管、导尿管及各种引流管等。拔除前应抽尽管内容物，拔除后告知医护人员予以缝合伤口，覆盖纱布，有伤口者更换敷料，用有机溶剂擦去胶布痕迹。

2. 闭合老年人双眼

闭合老年人双眼，如眼睛不能闭合时，可轻轻提起上眼睑，将浸湿的棉花置于眼穹隆部使其下垂闭合。

3. 为老年人梳理头发

用梳子顺着头发的纹理自然梳理，长发可梳理后扎成辫子，使头发整齐，无打结。

4. 擦洗老年人遗体

用清水毛巾由脸、上肢、胸、腹、背、臀、下肢依次擦洗清洁，使皮肤干净、无污渍。

5. 填塞七窍

这里的七窍非传统意义的七窍，在这里是指口咽、双鼻孔、双耳孔、阴道及肛门。为防止老年人死亡后七窍中流出分泌物，需用纱布或大团棉花对遗体七窍进行填塞。

步骤二　老年人的遗物整理

一、工作准备

1. 环境准备。光线充足。
2. 护理员准备。护理员 2 名，服装整洁，洗净双手，戴手套、口罩。
3. 物品准备。记录单 1 份，笔 1 支。

二、遗物分类

由 2 名以上的护理员将老年人遗物分类放置并清点。

三、记录

一人整理遗物并读出物品名称，一人洗净双手记录，护理员双人签全名。

四、遗物交接

护理员将遗物与家属核对并交接，家属在记录单上签全名。记录单保存一年。

💡 | 注意事项 |

（1）老年人遗物需两人同时在场清点。贵重物品需先行记录，并由主管领导妥善保管。
（2）遗物清单至少留存一年。

知识链接

一、整理遗物的原则

（1）物品经两人清点后交予家属。

（2）贵重物品由家属直接保管。

（3）若为传染病者，应将物品单独放置，按规定销毁。

二、整理遗物的方法

1. 整理遗物的时机

整理遗物最好在家属在场的情况下进行，家属不在场，应由两人共同清点并登记。

2. 清点遗物

先将遗物整理归类，再清点记录。

（1）衣物类：清洁衣物叠放整齐，污染衣物打包。

（2）书籍类：书籍码放整齐，放入纸箱中。

（3）用品类：清洗干净，叠放整齐。

（4）贵重物品类：遗嘱、钱财或首饰等贵重物品应直接由家属整理，若家属不在场，由两人清点后登记，暂时交予主管领导保管。

3. 登记

两人清点、记录老年人遗物的名称、数量，并签全名。交予家属时，核对无误，家属签全名后领取遗物。

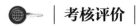 | **考核评价** |

项目2-3 老年人的遗体照料过程考核评价表

学员姓名		学号		班级		日期	
项目	考核项目	考核要求	配分	评分标准			得分
知识目标	遗体清洁的目的，遗体照料的操作要求和方法	了解遗体清洁的目的，熟悉遗体照料的操作要求和方法	10	遗体清洁的目的，遗体照料的操作要求和方法知识考核，错误1项扣2分			
	整理遗物的原则和流程	了解整理遗物的原则和流程	10	整理遗物的原则和流程知识考核，错误1项扣2分			
能力目标	进行遗体照料	能进行遗体照料	30	遗体照料操作技能点不熟练，每项扣5分			
	正确整理遗物	能正确整理遗物	30	整理遗物操作技能点不熟练，每项扣5分			

（续）

学员姓名		学号		班级		日期	
项目	考核项目	考核要求		配分	评分标准		得分
过程方法和社会能力	过程方法	（1）学会自主发现、自主探索的学习方法； （2）学会在学习中反思、总结，调整自己的学习目标，在更高水平上获得发展		10	在工作中能反思、有创新见解，自主发现、自主探索，酌情得 5 ~ 10 分		
	社会能力	小组成员间团结、协作共同完成工作任务，养成良好的职业素养（工位卫生、工服穿戴等）		10	（1）工作服穿戴不全扣 3 分； （2）工位卫生情况差扣 3 分		
	实训总结	你完成本次工作任务的体会（学到哪些知识，掌握哪些技能，有哪些收获）：					
	得分						

 工作小结 ｜ 老年人遗体照料工作小结

（1）我们完成这项学习任务后学到了什么知识、技能？

（2）我们还有哪些地方做得不够好，我们要怎样努力改进？

_____

_____

_____

_____

_____

_____

_____

_____

_____

老年人的康复护理

03

康复护理是养老护理的重要组成部分，是指护理员为使老年人实现全面康复，与其他康复专业人员共同协作，对残疾者，老年病患者，慢性病且伴有功能障碍者进行的符合康复医学要求的专门护理和各种专门的功能训练。康复护理的目的是预防残疾的发生、发展及继发性残疾的发生，减轻残疾的影响，以达到最大限度的康复并使之重返社会。本章学习目的主要是使护理员能掌握基础的康复医学知识，使之在工作过程中能够指导、协助老年人进行针对性的康复训练。本章主要叙述老年人的康乐活动和老年人活动保护两个方面的内容。要求护理员能够带领老年人开展手工、文体娱乐活动，教会老年人正确使用拐杖，能使用轮椅、平车等器具转运搬移老年人。

 项目一　老年人的康乐活动

 | **任务描述** |

老年康乐活动是指针对老年人的心理、生理特点，在老年工作者或老年社会工作者、老年志愿服务人员的协助、辅导下，通过肢体活动、语言交流等形式开展的各类活动，以满足老年人心理和生理的需要，促进其身心健康，提高生活质量。包括老年人手工活动、老年人文体娱乐活动等。

 | **接受任务** |

康乐活动安排

主题	活动时间	活动内容	活动形式	活动地点	参与人员	主要负责人
康乐活动	下午	折纸	手工活动	康复中心娱乐大厅	60～70岁老年人	护理管理员
		口袋接球	娱乐游戏活动			

| 任务实施 |

步骤一 老年人的手工活动

一、工作准备

（1）环境准备。环境整洁，温湿度适宜，光线明亮。

（2）护理员准备。护理员了解老年人的意愿、生活习惯、爱好等内容。掌握将要进行的活动的要点，指导老年人完成活动。

（3）老年人准备。老年人视身体状况，自愿参加。

（4）物品准备。选择安全经济的用具，如毛线、扣子、开关等。

二、设计活动

（1）沿虚线向箭头方向对折，如图7-1所示。

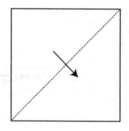

图7-1 步骤一

（2）打开纸张，再次沿虚线向箭头方向折叠；然后在折线底端用剪刀剪开，尺寸不超过虚线总长的1/4，如图7-2所示。

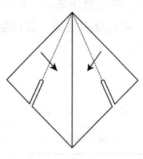

图7-2 步骤二

（3）两边向箭头方向折叠，下边延虚线向后折叠，如图7-3所示。

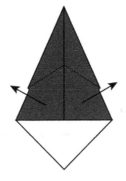

图 7-3　步骤三

（4）在添加画上眼睛，鼻子，嘴巴。在贴上两条胡须，这样就完成了！如图 7-4 所示。

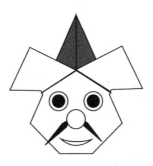

图 7-4　步骤四

三、示范

护理员态度和蔼，边示范边指导。合理安排活动时间。根据老年人的能力采取语言鼓励和行为支持等方式。活动中要随时观察老年人的反应。

四、记录

活动结束，护理员征求老年人对活动的意见和建议并进行客观记录。另外，应记录此次活动锻炼的目的，达到的效果，需要改进的方面等。

💡 |注意事项|

（1）选择活动用具时要符合老年人的特点，保证安全。
（2）在活动过程中要多使用鼓励性语言。
（3）护理员安排手工活动时间时，要避开老年人的休息时间。
（4）老年人在活动中出现厌烦、身体不舒服时，应立即停止活动，协助老年人休息。

知识链接

一、手工活动概述

1. 内涵

手工活动广义上是指所有由自己动手制做成品的活动。康复护理中的手工活动是根据老年人的功能障碍从日常生活活动、闲暇活动中有针对性地选择一些项目对老年人进行训练，以缓解症状和改善功能的一种康复方法。

2. 目的

（1）手工活动可以调节老年人的情绪，放松精神，发展兴趣爱好。

（2）手工活动可以增强老年人的记忆力，改善协调性，尤其是对手的精细活动功能的恢复十分有益，对老年人获得独立生活的能力有重要意义。

二、手工活动类型

（1）日常生活类：系鞋带、系扣子、拉拉锁、开关灯、剥豆子等。

（2）布艺编织类：十字绣、织毛衣、做绢花、穿珠子等。

（3）艺术类：画画、书法、剪纸、陶艺、面塑等。

步骤二　为老年人示范娱乐游戏活动

一、工作准备

（1）环境准备。环境整洁，温湿度适宜，场地适宜、安全。

（2）护理员准备。服装整洁，全面了解参加活动老年人的身体状况、生活习惯、爱好等内容。熟悉即将开展的活动规则。

（3）老年人准备。身体状况允许，如在糖尿病、高血压等疾病的恢复期需谨慎，采取自愿参与原则。

（4）物品准备。根据活动内容确定。

二、设计

（1）给每个参与者准备 1 个塑料气球。

（2）把塑料气球向身后抛，然后在后腰部接住它。

（3）看看 10 次中能接到几次。活动如图 7-6所示。

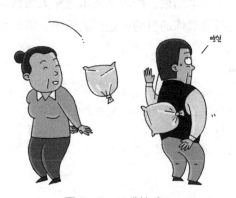

图 7-6　口袋接球

三、示范

（1）护理员首先大声、清晰、慢速地讲解游戏规则，确保每个老年人都能听清楚、明白。

（2）护理员认真示范娱乐游戏过程，必要时重复示范。

（3）看护老年人开始娱乐游戏活动，态度要和蔼真诚，必要时给予帮助。随时观察、询问老年人的感受，如有不适，需搀扶其退出活动。

（4）总结。护理员对活动进行总结并征求老年人对活动的意见和建议，找出活动中存在的问题，使今后开展的活动更符合老年人的兴趣爱好。

💡 | 注意事项 |

（1）游戏活动的设计要充分考虑老年人的能力。
（2）在活动过程中要注意观察老年人的身体和情绪变化。
（3）合理安排时间，避开老年人的休息时间。
（4）在示范过程中随时观察老年人的反应，如果老年人出现厌烦、身体不舒服，应立即停下。

知识链接

一、开展娱乐游戏活动对老年人的作用

1. 增进健康

适度的活动可以提高机体新陈代谢的能力，使身体保持活力，肌肉力量增强，延缓衰老。

2. 健脑增知

许多老年人在空闲时，总要进行一些发明创造、文学创作、集邮或剪报，来满足自己的爱好和兴趣。而在这些活动中，他们既满足了心理需求，又使大脑得到了锻炼，增长了知识。

3. 保持良好的情绪

老年人在康乐活动中心情轻松愉快，精神振奋，身体能很好地自主调节脉搏、呼吸、血液循环、消化液的分泌和加快新陈代谢，使之处于正常、稳定的状态，人会感到舒服、轻松、乐观，保持良好情绪。

二、娱乐游戏活动实施的方法

1. 个案娱乐活动

老年人个案娱乐活动主要适用于不喜欢参加集体活动或活动能力缺失较严重的老年人（如长年卧床、四肢活动能力缺失）。这部分老年人的康乐活动主要由工作人员或老年志愿者以语言或简单的肢体活动等形式开展。

2. 小组娱乐活动

老年人参加各种小组康乐活动，可以提高其活动水平，建立老年人间的互助网络，以帮助他们摆脱孤独、寂寞，给晚年生活增添乐趣。小组活动类型包括以下几类。

（1）益智类：扑克牌、麻将、各种棋类等。

（2）闲情娱乐类：唱歌、跳舞等。

（3）运动类：套圈、球类、太极拳等。

（4）学习类：阅读书报、知识竞赛、健康讲座等。

考核评价

项目 3 -1 老年人的康乐活动照护过程考核评价表

学员姓名		学号		班级		日期	
项目	考核项目	考核要求		配分	评分标准		得分
知识目标	了解老年人手工活动的内涵和目的	能够了解老年人手工活动的内涵和目的		15	老年人手工活动的内涵和目的的知识考核，错误1项扣3分		
	了解娱乐游戏活动实施对老年人的作用	能够了解娱乐游戏活动实施对老年人的作用		15	娱乐游戏活动实施对老年人的作用知识考核，错误1项扣3分		
能力目标	教会并带领老年人进行手工活动	能教会并带领老年人进行手工活动		25	带领老年人进行手工活动操作技能点不熟练，每项扣5分		
	带领老年人进行问题娱乐活动	能带领老年人进行问题娱乐活动		25	带领老年人进行问题娱乐活动操作技能点不熟练，每项扣5分		
过程方法和社会能力	过程方法	（1）学会自主发现、自主探索的学习方法；（2）学会在学习中反思、总结，调整自己的学习目标，在更高水平上获得发展		10	在工作中能反思、有创新见解，能自主发现、自主探索，酌情得5～10分		

（续）

学员姓名		学号		班级		日期	
项目	考核项目	考核要求		配分	评分标准		得分
方法及社会能力	社会能力	小组成员间团结、协作共同完成工作任务，养成良好的职业素养（工位卫生、工服穿戴等）		10	（1）工作服穿戴不全扣3分； （2）工位卫生情况差扣3分		
实训总结		你完成本次工作任务的体会（学到哪些知识，掌握哪些技能，有哪些收获）：					
得分							

 工作小结 ｜ 老年人的康乐活动照护工作小结

（1）我们完成这项学习任务后学到了什么知识、技能？

_____

_____

_____

_____

_____

_____

_____

_____

（2）我们还有哪些地方做得不够好，我们要怎样努力改进？

_____

_____

_____

_____

_____

_____

_____

 # 项目二　老年人的活动保护

 ## 任务描述

　　由于老年人各个器官功能退化以及受疾病的影响，在日常生活中需要使用拐杖、轮椅等康复器具来实现行走等转移活动，掌握正确的使用方法可以避免老年人在户外活动时发生跌倒等意外伤害，更好地满足老年人的生活需求，提高生活质量。

接受任务

康复器具使用记录

姓 名：		性 别：		年 龄：	房 间：	床 号：
日期	康复器具	使用时间	取归还时间	训练项目		
				协调能力训练	肢体康复训练	
主任签字：				责任人签字：		

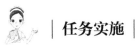

|任务实施|

步骤一　教老年人使用拐杖

一、工作准备

（1）环境准备。环境宽敞，地面平坦，无积水。

（2）护理员准备。着装整洁，全面了解老年人身高、体重、年龄、疾病诊断、病情及进展情况。与家属充分沟通，了解老年人已往的拐杖使用情况、活动能力、活动时间等。护理员应掌握拐杖的操作方法。

（3）老年人准备。有行走的意愿，身体状况允许，着装合体，鞋子防滑。

（4）物品准备。拐杖完好，适合老年人使用。

二、检查拐杖

在使用拐杖前，护理员先教会老年人检查拐杖是否完好，包括把手有无松动，拐杖与地面接触的橡胶垫是否完好，调节高度的按钮是否锁紧等。

三、保护行走

（1）护理员指导老年人使用拐杖时手握住把手，拐杖放在脚的前外侧，目视前方，保持身体直立行走。

（2）看护老年人自己行走，与其保持适当的距离，在必要时给予帮助。

（3）老年人无偏瘫时护理员应站在道路一侧陪同行走，老年人偏瘫时护理员应站在偏瘫肢体侧陪同行走。行走时护理员可以拉住老年人的腰带或特制的保护腰带防止老年人跌倒。

（4）在行走过程中，护理员要观察有无妨碍行走的障碍物，及时清理。观察老年人有无出汗、呼吸急促、心慌等异常情况，询问老年人的感受，如果老年人感到疲劳应立刻休息，

四、反馈

行走结束，护理员向老年人了解使用拐杖行走的感受，使用中存在的问题，以便解决问题，给予指导。

|注意事项|

（1）老年人使用拐杖行走前，护理员要告知老年人使用拐杖的注意事项。

（2）护理员应严格遵从医生和康复师对拐杖的选择和步行的指导要求指导老年人行走。

（3）拐杖应放置在老年人随手可及的固定位置。

（4）行走中避免拉、拽老年人胳膊，以免造成老年人跌倒和骨折。

一、拐杖概述

拐杖是助行器具的一种，一般的拐杖大多由木材、钢材或铝合金制成，小巧、轻便。拐杖在室内室外都可以使用，帮助老年人在步行不稳定的情况下进行移动。老年人使用拐杖的主要作用是保持身体平衡，减少下肢承重，缓解肢体疼痛，改善步态，改进步行功能等。拐杖的种类和结构如图 8-1 所示。

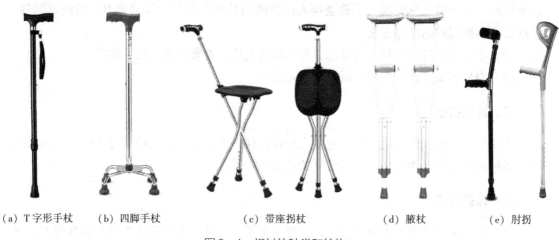

| （a）T 字形手杖 | （b）四脚手杖 | （c）带座拐杖 | （d）腋杖 | （e）肘拐 |

图 8-1　拐杖的种类和结构

平衡能力差，特别是上肢肌肉能力低下的老年人可以选用四脚手杖或肘拐，一般情况下使用 T 字形手杖或带座拐杖，下肢截肢者和截瘫的老年人可选用腋杖。

二、利用拐杖步行

1. 拐杖高度的选择

让老年人穿上鞋或下肢支具站立。肘关节屈曲 150 度，腕关节背伸，小趾前外侧 15 厘米处至背伸手掌面的距离即为手杖的高度，如图 8-2 所示，站立困难时可采用仰卧位测量。一般情况下，腋杖和手杖的高度确定法相同。

2. 利用拐杖步行的方法

（1）三点步行：伸出手杖，先迈出患足，再迈出健足。

（2）二点步行：同时伸出手杖和患足并支撑体重，再迈出健足，手杖与患足作为一点，健足作为一点，交替支撑体重。

3. 利用拐杖上下楼梯

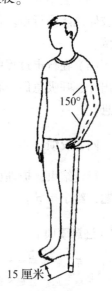

图 8-2　适宜的拐杖高度

（1）上楼梯。健侧手扶楼梯扶手→手杖放患侧下肢→健侧下肢迈上一级楼梯→将手杖上移，最后迈上患侧下肢。

（2）下楼梯。健侧手先向前向下移→手杖下移→患侧下肢下移→健侧下肢下移。

三、老年人预防跌倒知识

老年人跌倒事件的发生率随着其年龄的增长而增多，跌倒除了会导致老年人死亡外，还会导致残疾，并且影响老年人的身心健康。老年人跌倒的发生并不是一种意外，而是存在潜在的危险因素，老年人跌倒是可以预防和控制的。老年人活动时应做到以下几点。

（1）保持活动场地地面平整、干燥、无杂物。

（2）选择适当的辅助工具，使用合适长度、顶部面积较大的拐杖。将拐杖、助行器及经常使用的物件等放在触手可及的位置。

（3）衣服要舒适，尽量穿合身宽松的衣服。鞋子要合适、防滑，尽量避免穿高跟鞋、拖鞋、鞋底过于柔软，以及穿着时易于滑倒的鞋。

（4）活动时避免走过陡的楼梯或台阶，上下楼梯、如厕时尽可能使用扶手；转身、转头时动作一定要慢，走路保持步态平稳，尽量慢走，避免携带沉重物品；避免去人多及湿滑的地方；使用交通工具时，应等车辆停稳后再上下车；放慢起身、下床的速度，避免睡前饮水过多以致夜间多次起床，晚上床旁尽量放置小便器；避免在他人看不到的地方独自活动。

步骤二　使用轮椅转运老年人

一、工作准备

（1）环境准备。环境整洁宽敞，无障碍物。

（2）护理员准备。着装整洁，了解老年人的身体状况和轮椅使用的情况，老年人的活动能力、活动时间及注意事项。掌握轮椅的操作方法。

（3）老年人准备。身体状况允许，愿意配合，着装合体，鞋子防滑。

（4）物品准备。选择适合老年人的轮椅。轮椅的轮胎气量充足，刹车制动良好，轮椅完好，必要时备毛毯。

二、固定轮椅

护理员打开轮椅，固定轮椅刹车。协助老年人穿好衣服。

三、坐入轮椅

（1）护理员向老年人解释即将开始的转移过程，取得老年人的配合。

（2）搀扶或抱起老年人，老年人坐在轮椅上双手扶稳扶手，为老年人系好安全带，将双脚放于脚踏板上，松开刹车平稳行进。

四、转运

遇到障碍物或拐弯时，护理员要态度和蔼地提示老年人。下坡时采用倒车推行方法，上台阶、电梯，要先翘起前轮，再抬起后轮；在轮椅转运过程中，如观察到老年人身体不适，应就近休息，并通知医护人员。

五、反馈

转运结束，护理员向老年人询问坐轮椅的感受，有无不适，以便改进操作方法。

💡 **注意事项**

(1) 轮椅上架腿布的使用要得当，以下两种情况下不需要使用，一是当护理员帮助老年人转移时，因护理员的腿要踏入轮椅的空隙处，架腿布显得碍事；二是坐轮椅能自由移动的老年人，为了使用轮椅的安全，需要撤掉架腿布。

(2) 老年人每次乘坐轮椅的时间不可过长，轮椅的坐垫要舒适。每隔30分钟，护理员要协助老年人站立或适当变换体位，避免臀部长期受压造成压疮。

(3) 天气寒冷时可用毛毯盖在老年人腿上保暖。

🖼 **知识链接**

一、轮椅类型

当老年人不能行走或者行走困难的时候，可以借助于轮椅移动。轮椅使行动不便的老年人不再卧床不起，而是可以通过轮椅的移动扩大生活范围，参与社会活动。

轮椅有普通轮椅和特殊轮椅两种。

1. 普通轮椅

普通轮椅的结构主要由轮椅架、轮、刹车装置、座靠垫和脚踏板、挡腿布组成，依靠人力驱动。普通轮椅主要适用于下肢残疾、偏瘫、胸以下截瘫者及其他行动不便的老年人，如图8-3所示。

2. 特殊轮椅

由于乘坐者的肢体功能不一，对轮椅的要求各异，所以在普通轮椅的基础上，发展出各式各样的特殊轮椅。包括适用于截瘫病人的站立轮椅，适用于双下肢截肢的截肢用轮椅，适用于双上肢无力不能驱动轮椅者的电动轮椅等，如图8-4所示。

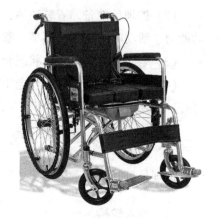

图8-3 普通轮椅

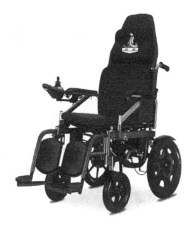 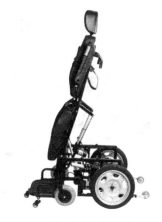

（a）电动轮椅　　　　　　　　　（b）电动站立轮椅

图8-4　特殊轮椅

二、轮椅使用方法

1. 打开与收起

打开轮椅时，双手掌分别放在轮椅两边的横杆上（扶手下方），同时向下用力即可打开。收起时先将脚踏板翻起，然后，双手握住坐垫中间的两端，同时向上提拉即可收起，如图8-5、8-6所示。

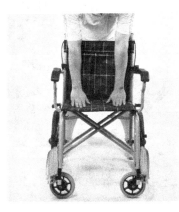 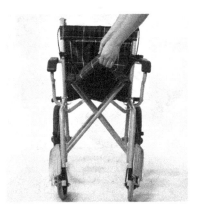

图8-5　打开轮椅　　　　　　　　图8-6　收起轮椅

2. 轮椅上下坡的方法

上坡时，护理员要保持轮椅的平稳，手握椅背把手慢发力，两臂保持屈曲，身体前倾，平稳向上推。

下坡时，要采用倒车下坡的方法。叮嘱老年人抓紧轮椅两侧扶手，护理员握住椅背把手，缓慢倒退行走，保证老年人的安全，如图8-7所示。

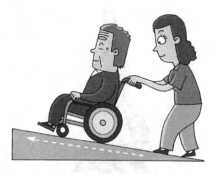 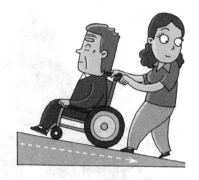

（a）上坡　　　　　　　　　（b）下坡

图8-7　轮椅上下坡

3. 轮椅上下台阶的方法

上台阶时，脚踩踏轮椅后侧的杠杆，抬起前轮，以两后轮为支点，使前轮翘起移上台阶，再以两前轮为支点，双手抬车把带起后轮，平稳地移上台阶。

下台阶时，采用倒退下台阶的方法。护理员叮嘱老年人抓紧扶手，提起车把，缓慢地将后轮移到台阶下，再以两后轮为支点，稍稍翘起前轮，轻拖轮椅至前轮移到台阶下，如图8-8所示。

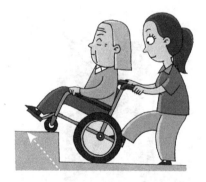 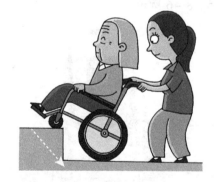

（a）上楼梯　　　　　　　　（b）下楼梯

图8-8　轮椅上下楼梯

4. 轮椅上下电梯的方法

轮椅上下电梯时，老年人和护理员都要背向电梯门，护理员在前，轮椅在后，进入电梯后要及时拉紧车闸，进出电梯或路经不平的地方要提示并告知老年人，缓慢进出。

三、轮椅转移方法

轮椅转移的目的是使老年人从一处移动到另一处。使用轮椅的转移动作包括轮椅与床、椅子、坐便器、浴盆等之间的转移。完成这些转移动作有多种方法，只要适合老年人即可，并非越复杂越好。护理员要根据老年人的能力、体力、认知能力、转移的距离和频率，以及老年人与护理员之间的配合程度来决定如何帮助老年人移动的目的，并随老年人能力和完成情况的改善而逐渐减少帮助，达到老年人能够自己完成转移的目的。以下以偏瘫老年人为例介绍几种最基本的轮椅转移方法。

1. 轮椅与床之间的转移

护理员必须确认床的高度要接近轮椅的坐垫，轮椅要带有刹车，脚踏板可折叠或拆卸，便于操作，保证老年人安全。

（1）从床向轮椅移动

将轮椅靠近老年人身体健侧，轮椅与床呈30～45度角，固定轮椅，脚踏板向上抬起，扶助老年人坐在床沿上，叮嘱老年人手臂扶在护理员肩上或两手在护理员颈后交叉相握。护理员双膝抵住老年人双膝，两手臂环抱老年人腰部并夹紧，两人身体靠近，老年人身体前倾靠于护理员肩部，护理员以自己的身体为轴转动，将老年人移至轮椅上。叮嘱老年人扶好轮椅扶手，护理员绕到轮椅后方，两臂从老年人背后两肋下伸入，将老年人身体向椅背后移动，使身体坐满轮椅座位。

（2）从轮椅向床移动

轮椅与床呈30度角（见图8-9）。固定轮椅，脚踏板向上抬起。护理员的膝抵住老年人的双膝，两手臂环抱老年人腰部并夹紧，两人身体靠近，老年人身体前倾靠于护理员肩部，护理员以自己的身体为轴转动，将老年人移坐到床上。

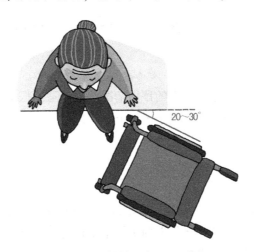

图8-9　轮椅与床呈30度角

2. 轮椅与椅子间的转移

与轮椅和床之间的转移方法相同。应为老年人选用稳固的座椅，避免坐下时因座椅移位导致意外的发生。

3. 轮椅与坐便器间的转移

与轮椅和床之间的转移方法相同。卫生间的门和室内空间应宽大，方便轮椅进出，坐便器旁应安装扶手，便于老年人握扶和支撑身体。

步骤三　使用平车转运老年人

一、工作准备

（1）环境准备。环境宽敞，无障碍物。

（2）护理员准备。着装整洁，态度和蔼，了解老年人的身体状况、各种引流管的位置。掌握平车的操作。

（3）老年人准备。身体状况允许，愿意配合，穿好衣裤。

（4）器具准备。平车的担架完好，轮胎充气，刹车可以制动，护栏完好。必要时准备毛毯或被子、尿垫等。搬运骨折病人需准备木板。

二、评估和沟通

护理员全面评估老年人身高、体重、年龄、疾病诊断、病情程度和进展情况，以及有无输液或其他引流管路。耐心向老年人解释即将开始的转运过程，取得老年人的配合。

三、固定平车

护理员将平车推至老年人床旁，制动车轮，固定平车，放下护栏。

四、转运

协助老年人穿好衣服。根据老年人的评估情况选用合适的搬运方法，尽量让老年人的身体靠近护理员，护理员将老年人轻放于平车上，头部位于大轮一端，可减轻颠簸引起的不适。

五、行进

老年人躺卧舒适，盖好被子。妥善安置好老年人的引流管，将平车护栏拉起并固定。松开车轮制动，推车时护理员站在老年人的头侧平稳行进。遇到转弯或者地面不平整、有门或门帘的情况时，护理员可请求他人帮助以保证安全通过。行进过程中，护理员要随时询问老年人的感受，观察病情，出现异常及时停下来检查。

💡 |**注意事项**|

（1）使用平车转运老年人时最好由两人共同操作。搬运动作要轻稳，协调一致，确保老年人的安全、舒适。

（2）对于不配合的老年人应采用适当的约束。

知识链接

一、平车的结构

借助于平车转运老年人比较常见，主要适用于昏迷、手术前后、急救等情况下不能下床活动的老年人，在医院应用比较广泛。

平车是常用的医用转运工具，它的主要结构包括担架、护栏、输液架、车轮和制动等，如图 8 – 10 所示。

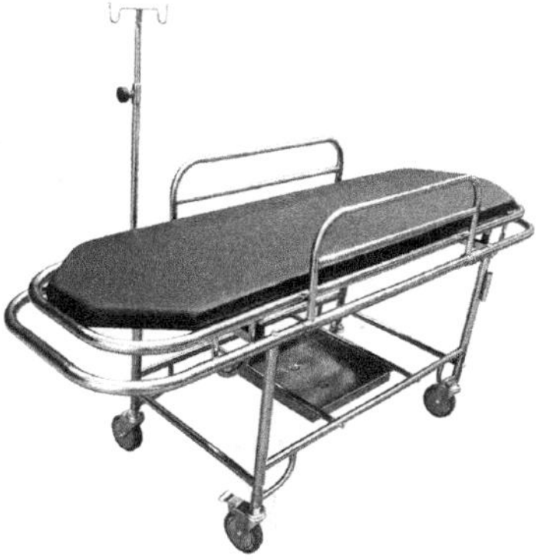

图 8 – 10 平车

二、平车运送法

1. 挪动法

适用于病情许可，能够在床上活动的老年人。

（1）护理员将平车紧靠老年人床旁并制动车轮。将毛毯或被子半铺于平车上，协助老年人按照上身、臀部、下肢的顺序挪动身体至平车上，躺卧舒适，将另一半毛毯或被子盖于老年人身上。

（2）下平车时，制动车轮，协助并叮嘱老年人先挪动下肢、臀部，再挪动上半身。

2. 单人搬运法

适用于体重较轻的老年人。

（1）将平车推至床尾，制动车轮。

（2）护理员双手分别抱住老年人肩背部及双腿，叮嘱老年人双手交叉环抱于护理员脖颈，护理员抱起老年人移步转身，将老年人轻放于平车上，使老年人躺卧舒适，盖好被子，如图 8 – 11 所示。

3. 两人或三人搬运法

适用于体重较重的不能活动的老年人。

（1）双人搬运法

护理员甲一只手臂托住老年人的颈肩部，另一只手臂托住腰部，护理员乙一只手臂托住臀部，另一手臂托住老年人腘窝，合力抬起，老年人身体稍向护理员侧倾斜，两人同时移步至平车，轻放于平车上，使老年人躺卧舒适，包裹好毛毯，如图 8 – 12 所示。

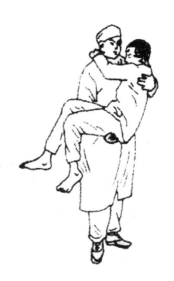

图 8 – 11 单人搬运法

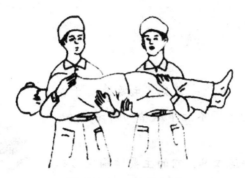

图 8 -12 双人搬运法

（2）三人搬运法

护理员甲托住老年人的头颈、肩胛部，护理员乙托住老年人的腰背、臀部，护理员丙托住老年人腘窝、腿部，如图 8 -13 所示。

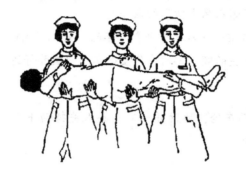

图 8 -13 三人搬运法

考核评价

项目 3 -2 老年人的活动保护过程考核评价表

学员姓名		学号		班级		日期	
项目	考核项目	考核要求		配分	评分标准		得分
知识目标	拐杖的作用和种类，掌握利用拐杖行走的方法和预防跌倒的知识	了解拐杖的作用和种类，掌握利用拐杖行走的方法和预防跌倒的知识		10	拐杖的作用和种类，掌握利用拐杖行走的方法和预防跌倒的知识考核，错误 1 项扣 2 分		
	轮椅的类型和操作方法	了解轮椅的类型，掌握轮椅的操作方法		10	轮椅的类型和操作方法知识考核，错误 1 项扣 2 分		
知识目标	转运车的结构和使用方法	了解转运车的结构和使用方法		10	转运车的结构和使用方法知识考核，错误 1 项扣 2 分		

（续）

学员姓名		学号		班级		日期	
项目	考核项目	考核要求	配分	评分标准	得分		
能力目标	教会老年人正确使用拐杖	能教会老年人正确使用拐杖	20	教会老年人正确使用拐杖操作技能点不熟练，每项扣5分			
	教会老年人正确使用轮椅进行活动	能教会老年人正确使用轮椅进行活动	20	教会老年人正确使用轮椅进行活动操作技能点不熟练，每项扣5分			
	使用转运车转运老人	能使用转运车转运老人	10	使用转运车转运老人操作技能点不熟练，每项扣2分			
过程方法和社会能力	过程方法	（1）学会自主发现、自主探索的学习方法； （2）学会在学习中反思、总结，调整自己的学习目标，在更高水平上获得发展	10	在工作中能反思、有创新见解，能自主发现、自主探索，酌情得5~10分			
	社会能力	小组成员间团结、协作共同完成工作任务，养成良好的职业素养（工位卫生、工服穿戴等）	10	（1）工作服穿戴不全扣3分； （2）工位卫生情况差扣3分			
实训总结		你完成本次工作任务的体会（学到哪些知识、掌握哪些技能，有哪些收获）：					
得分							

| **工作小结** | 老年人的活动保护工作小结

（1）我们完成这项学习任务后学到了什么知识、技能？

_____

_____

_____

_____

_____

_____

_____

_____

（2）我们还有哪些地方做得不够好，我们要怎样努力改进？

_____

_____

_____

_____

_____

_____

_____

_____

_____